Envejecimiento Saludable

EU Alicia Villalobos Courtin

Primera Edición

Editorial Segismundo

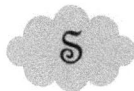

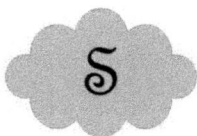

© Editorial Segismundo SpA, 2016

Envejecimiento Saludable
EU Alicia Villalobos Courtin
Colección Enfermería

Primera edición: Mayo 2016

Versión: 1.0a

Copyright © 2016 EU Alicia Villalobos Courtin

Contacto: Juan Carlos Barroux <jbarroux@segismundo.cl>

Edición de estilo: Juan Carlos Barroux Rojas

Diseño gráfico: Juan Carlos Barroux Rojas

Ilustradora del interior: Nataschia Navarro Macker

Diseñador de la portada: Juan Carlos Barroux Rojas

Ilustración de la portada: Leonardo da Vinci (c. 1513)

Fotógrafa de la contraportada: Tatiana Pantoja Villalobos

Registro Propiedad Intelectual N° 252.048

ISBN-13: 978-956-9544-31-6

Advertencia legal

En ningún caso este libro debe tomarse como base para la automedicación o el autodiagnóstico pues es una responsabilidad legal ineludible del médico/a tratante el determinar el diagnóstico y el tratamiento. Ni el autor ni la editorial asumen responsabilidad alguna por los eventuales daños y perjuicios que pudieran generarse del mal uso de este libro. Además, las ciencias de la salud están en permanente cambio, con nuevas investigaciones y experiencia clínica, ampliando nuestro conocimiento de las modalidades terapéuticas y en los tratamientos farmacológicos. El autor ha hecho un importante esfuerzo de verificar toda la información con fuentes confiables para asegurarse de que ésta sea completa y acorde con los estándares aceptados en el momento de la publicación. Sin embargo, en vista de la posibilidad de error humano o de cambios en las ciencias de la salud, ni el autor, ni la editorial o cualquier otra persona implicada en la preparación o la publicación de este trabajo, garantizan que la totalidad de la información aquí contenida sea exacta o completa y no se responsabilizan por errores u omisiones o por los resultados obtenidos del uso de esta información.

Agradecimientos

Gracias por comprar el libro original. Este libro es producto del esfuerzo de profesionales como Ud., o de sus profesores, sí Ud. es estudiante. Tenga en cuenta que fotocopiarlo es una falta de respeto hacia ellos y un robo de sus derechos intelectuales.

Dedicatoria

Dedicado a quienes envejeciendo en nuestro mundo, en el transcurso de sus vidas, fueron creando todo lo que hoy tenemos, entre ellos Marjory Warren (1897-1960) supervisora del Hospital West Middlesex de Gran Bretaña, creadora de la Geriatría moderna, fue muy visionaria, definió el estado de salud entre las personas mayores no en términos de déficit sino de mantenimiento de la capacidad funcional.

Índice de Contenidos

Fundamentación

El envejecimiento de la población a nivel Mundial y de Chile en particular es un fenómeno contemporáneo, en la historia de la humanidad es la primera vez que alrededor de un 15% de la población tiene más de 60 años y las proyecciones muestran que seguirá en aumento.

En el contexto de América Latina, Chile presenta una situación muy particular, llamada envejecimiento del envejecimiento, significa que el grupo de personas que superan los 80 años es el que presenta el porcentaje de sobrevida más alto en el grupo de personas mayores. (INE 2014)

Se destaca en esta estadística que las personas que alcanzan más allá de los 80 años presentan un significativa preservación de las funciones que le permiten independencia en cotidiano y autonomía.

Analizando las causas de esta realidad, esta generación pertenece a los jóvenes de los años de mediados del siglo XIX en donde el desarrollo tecnológico estaba en ciernes y las personas debían tener más actividad física, mayores esfuerzos para alimentarse, vestirse, trabajar, desplazarse, había más diálogo, más vida familiar en una familia extendida, no existía el estrés actual y la naturaleza y medio ambiente eran más sano.

¿Qué es el envejecimiento?

El envejecimiento es universal porque afecta a todos los seres vivos, es progresivo porque se produce a lo largo de todo el ciclo vital, asincrónico porque los diferentes órganos envejecen a diferente velocidad, individual porque dependen de condiciones genéticas, ambientales, sociales, educativas y de estilos de vida de cada individuo.

La pregunta que nos hacemos hoy es *¿Cómo viviremos estos años en el actual contexto?*

No sólo las sociedades y en especial los Sistemas de Salud deben estar preocupados de responder a esta interrogante, cada persona, como sujeto que envejece día a día, debe preocuparse de cómo será la forma de asumir el autocuidado individual y grupal.

El propósito de este libro es responder a esta pregunta, para ello es necesario definir ¿qué entendemos por envejecimiento saludable?, tradicionalmente, decimos que uno está sano, cuando no tiene enfermedades. El nuevo paradigma considera que la persona mayor está sana, cuando es capaz de realizar las actividades básicas de la vida diaria (ABVD) y las actividades instrumentales de la vida diaria (AIVD).

Las ABVD a saber son: Higiene personal, vestirse, deambular al interior de la casa, continencia urinaria y alimentación, son actividades orientadas hacia el cuidado del propio cuerpo.

Las AIVD son: Uso de los sistemas de comunicación, el teléfono, movilidad en la comunidad, salir de la casa y tomar el transporte público, manejo de temas financieros, ser capaz de, hacer compras, utilizar y manipular el dinero, cuidado de la salud ser capaz de tomarse los medicamentos, preparar la comida y limpieza. Son actividades orientadas hacia la interacción con el medio que, a menudo, son complejas.

Una persona mayor que realiza las ABVD y las AIVD es AUTOVALENTE, no requiere ayuda para desarrollar estas actividades, puede desenvolverse en forma independiente y AUTÓNOMA, porque tiene la capacidad de decidir por sí misma.

En la medida que la persona mayor es autovalente y autónoma puede mantener una vida más plena, tener un rol significativo en su familia, seguir desempeñando un papel activo en la vida comunitaria, en juntas de vecinos, clubes de adultos mayores, hacer turismo y otras actividades recreativas como el teatro, la música, la lectura y por qué no continuar trabajando para aportar su experiencia y mejorar sus ingresos.

El envejecimiento del ser humano es un proceso natural, que comienza antes del nacimiento y continua durante todo el ciclo de vida.

El comportamiento humano, que permite generar un envejecimiento saludable, requiere del *conocimiento*, cuya base fundamentara es la toma de conciencia, que derivara en conductas rigurosas, perseverantes de autocuidado. Las consecuencias de esta práctica de autocuidado aseguran mejorar o mantener la salud, prevenir las enfermedades, detectar precozmente las enfermedades crónicas, controlándolas en forma permanente, si fueron detectadas, condiciones primordiales para mantener las ABVD y las AIVD, vale decir, la persona que envejece, será funcionalmente sana.

La propuesta que presento en este texto, tiene como propósito que cada persona que envejece logre ser funcionalmente sana, el mayor tiempo posible, minimizando los años de dependencia.

Cada capítulo desarrollara dos aspectos, el primero serán conocimientos básicos sobre cada función, y, en segundo lugar, recomendaciones de autocuidado, en cada una de ellas.

Estos contenidos están basados, en evidencias científicas y la experiencia nacional e internacional, de personas y profesionales que nos hemos interesado y dedicado al estudio y la promoción del envejecimiento sano de las personas mayores.

Concepto de Autocuidado

"La salud se produce cuando se devuelve a la gente el poder para efectuar las transformaciones necesarias que aseguren un buen vivir y se reduzcan las causas que atentan contra la salud y el bienestar". Carta de Ottawa, 1986.

"Quien conoce a los demás es ilustrado, pero, quien se conoce a sí mismo es sabio". Lao-Tse, Filósofo.

Teoría del Autocuidado de Dorothea Orem (Teorista de Enfermería)

"El autocuidado es la práctica de actividades que los individuos inician y realizan para el mantenimiento de su propia vida, salud y bienestar. Todos tenemos la capacidad para cuidarnos y este autocuidado lo aprendemos a lo largo de nuestra vida; principalmente mediante las comunicaciones que ocurren en las relaciones interpersonales".

Autocuidado según la OMS

"El término autocuidado se refiere a todo aquello que las personas hacen por sí mismas con el propósito de restablecer y preservar la salud o prevenir y tratar las enfermedades".

Es un término amplio que abarca:

- Higiene (general y personal)
- Nutrición (tipo y calidad de la comida)
- Estilo de vida (actividades deportivas, tiempo libre, etc.)
- Factores ambientales (condiciones de vida, costumbres sociales, otros.)
- Factores socioeconómicos (nivel de ingreso, creencias culturales, etc.)
- Automedicación

Envejecimiento y Órganos de los Sentidos

A medida que se envejece, cambia la forma como los sentidos (gusto, olfato, tacto, vista y oído) pueden dar información acerca del mundo. Dichos sentidos se vuelven menos agudos y se puede tener problemas para diferenciar los detalles. Sin ellos, viviríamos sin saber lo que pasa a nuestro alrededor, estaríamos en constante emergencia, al no percibir los riesgos que están a nuestro alrededor, ya que los sentidos nos entregan información vital que nos permite relacionarnos con el entorno, de manera segura e independiente.

Los cambios sensoriales pueden afectar el estilo de vida. Puede tener problemas para comunicarse, disfrutar las actividades y permanecer involucrado con las personas. Los cambios sensoriales, pueden llevar al aislamiento.

Los sentidos reciben información del ambiente. Esta información puede ser en forma de sonido, luz, olores, frío o calor, dolor y tacto. Dicha información se convierte en señales nerviosas y es llevada al cerebro. Allí, se transforma en una sensación significativa.

Todos los sentidos pueden resultar afectados por la edad. Muchos de estos cambios se pueden compensar con aparatos como anteojos y audífonos o por cambios en el estilo de vida.

Envejecimiento y Visión

Conocimientos Básicos

La vista es el sentido que nos permite percibir la forma de los objetos a distancia, y también su color. La luz que llega de ellos es captada por la retina, que manda la imagen al cerebro para ser interpretada.

La visión normal, determina la calidad de vida a cualquier edad. Para la persona mayor, la pérdida o disminución de la visión puede ser una consecuencia crucial y dramática del envejecimiento.

Signos de Alerta de alteración de la Visión

- Visión Borrosa
- Dificultad para leer o ver de cerca y/o lejos
- Sensación de cansancio ocular o dolor ocular
- Visión de puntos o "moscas"
- Ojos rojos o con secreciones
- Dolor de cabeza, continuamente
- Visión deficiente en la noche, sobre todo al manejar, causada por los efectos de las luces brillantes (encandilamiento)

Problemas Relacionados con la Visión de la Persona Mayor

Sensación de Cuerpo Extraño: La sensación "falsa" de cuerpo extraño puede deberse a sequedad ocular, entropión, fatiga crónica de los músculos oculares por falta de sueño, mala salud general, desequilibrio de los músculos oculares o uso excesivo de la visión a corta distancia (por ejemplo leer cuando se está muy cansado). Es importante, descartar siempre la existencia de un verdadero cuerpo extraño.

Nebulosidad, Luces Brillantes y Manchas en Movimiento: En las personas con miopía y en muchas otras personas, hacia los 60 años, es frecuente la percepción de opacidades en formas de líneas, manchas, telas y grupos de puntos, que suelen moverse lentamente a través del campo visual. Tales síntomas son desagradables, pero suelen carecer de importancia clínica.

Las alteraciones visuales en el adulto mayor son de tres tipos: Vicios de refracción, presbicia y enfermedades degenerativas, según estudios realizados en población chilena (MINSAL, 2004), el 70% de las personas mayores tienen dificultad para ver, de ellas el 45% corresponden a vicios de refracción, el 30% a presbiacusia y el 25% presenta enfermedad degenerativa; cataratas, glaucoma, maculopatía dependiente de la edad. La diferencia entre ellas es que las enfermedades degenerativas pueden llevar a la baja visión o a la ceguera, por ello es tan importante detectarlas en forma precoz, para tratarlas y así prevenir la ceguera. Detectar precozmente y tratar estas enfermedades degenerativas, constituyen un gran desafío para mantener la funcionalidad de la persona mayor y asegurar una buena calidad de vida.

Enfermedades Oculares Relacionadas con la Edad

- *Cataratas*: Constituye la enfermedad ocular, más frecuente del envejecimiento, consiste en la opacidad del cristalino. El grado en que la opacidad distorsiona o impide que la luz incida sobre la retina, determina la alteración visual que puede llegar a la ceguera y la necesidad de la extirpación quirúrgica.

- *Retinopatía Diabética*: Puede ser causa de ceguera en la persona mayor. Es una lesión vascular a nivel ocular que altera y disminuye la visión, puede ocurrir, como consecuencia de una larga evolución de la Diabetes descompensada.

- *Glaucoma*: Es el aumento de la presión intraocular en el humor vítreo; reduce la visión periférica por la compresión de la retina, se detecta por medio de un control del oftalmólogo, al igual que las anteriores enfermedades oculares, también puede llevar a la ceguera.

- *Maculopatía*: Dependiente de la Edad; es un deterioro de la mácula, es el área de la visión central, donde la resolución visual es máxima, ocasiona un daño importante para la visión, también puede producir ceguera.

Los Vicios de Refracción y la Presbicia disminuyen la visión, se corrigen con lentes o cirugía.

Recomendaciones de Autocuidado

- ✓ Se aconseja que si presenta alguno de los síntomas descritos, consulte al oftalmólogo, para tratarlos lo más precozmente.
- ✓ No utilizar lentes automedicados o sugeridos por amistades, ya que estos pueden ocasionar más daño que beneficio.
- ✓ Mientras la agudeza visual sea todavía normal, se aconseja a la persona mayor no conducir por la noche o evitar mirar directamente las luces de los vehículos que se acercan de frente.
- ✓ Es importante caminar con cuidado en lugares con penumbra, iluminar muy bien los dormitorios, escaleras, baños, evitar los cordones eléctricos sueltos, juguetes y alfombras pequeñas en el suelo, para prevenir las caídas.
- ✓ Es muy necesario mantener los anteojos limpios y protegerlos para evitar ralladuras y caídas cuando no los utilice.
- ✓ La persona mayor debe guardar sus anteojos siempre en el mismo sitio para evitar olvidos y extravíos.
- ✓ Aconsejar a la persona mayor y familia a no cambiar el mobiliario en la habitación, a fin de que se ubique mejor en los espacios.

✓ Si usted presenta percepción de opacidades, formas de líneas, manchas, telas y grupos de puntos, que suelen moverse lentamente a través del campo visual, requiere consultar con el oftalmólogo para descartar una enfermedad, tranquilizar a la persona mayor. Estos problemas suelen ser cada vez menos apreciables.

✓ Si usted presenta los siguientes síntomas: Reducción de la agudeza visual, visión borrosa, deslumbramiento, percepción defectuosa al color, no se distinguen detalles, lectura, tareas del hogar, visión defectuosa en exteriores y de noche. Consulte al oftalmólogo por sospecha de Cataratas.

✓ Si usted presenta los siguientes síntomas: Pérdida de la visión periférica, de la agudeza visual, deslumbramiento, percepción defectuosa del color, dolor ocular severo, dolor de cabeza, náuseas, pérdida completa de la visión nocturna. Debe consultar al oftalmólogo por sospecha de Glaucoma.

✓ Cuando una persona mayor presenta los siguientes síntomas: Aparecen puntos negros tanto en el campo visual central como periférico, los ojos suelen estar enrojecidos como resultados de hemorragias, sensibilidad al contraste, disminución de la percepción del color. Consultar al oftalmólogo por sospecha de Retinopatía Diabética.

✓ Si usted presenta los siguientes síntomas: pérdida de la visión central, dificultad al reconocimiento de caras, detalles en general, visión borrosa, los objetos aparecen deformados, disminución de la agudeza visual. Consulte al oftalmólogo por sospecha de Maculopatía dependiendo de la edad.

✓ Aconsejar a la persona mayor a aplicar correctamente la prescripción médica de lágrimas artificiales o anti descongestionante.

✓ Aconsejar a la persona mayor, que tenga la capacidad visual muy disminuida, que solicite ayuda en lugares de mayor peligro (cruzar la calle, encender la cocina), a fin de mantener su autonomía funcional.

✓ Frente a una persona mayor que ha perdido la visión, incentívela a que sea ordenada, a que tenga un sitio para cada cosa y cada cosa en su lugar.

✓ Si la persona mayor ya conocía la casa antes de quedar ciega, su adaptación puede ser más fácil, pero aún así, exige un gran esfuerzo. Conviene en este caso, orientar a la persona mayor, tomándola de la mano por la habitación, a modo de ejercicio e ir señalándole el número de pasos necesarios de un lugar a otro o la cantidad de peldaños de una escalera. El objetivo es que sea lo más independiente, a pesar de su discapacidad.

✓ Al sentarle póngale la mano en el respaldo de la silla, esto lo ayudara a sentarse.

✓ Aconseje a la familia o al amigo que al hablarle no dude en tocarlo, poniendo la mano sobre su brazo o tomándolo de la mano, el contacto físico transmite el calor de la persona y tiende a ser tranquilizador.

✓ El uso de colores contrastantes cálidos (amarillo, naranja y rojo) en el hogar puede mejorar su capacidad para ver. Mantener una luz roja en los recintos oscuros, como el pasillo o el baño, hace más fácil ver que utilizar una luz nocturna regular.

Envejecimiento y Audición

Conocimientos Básicos

Los sentidos nos proporcionan la información vital, que nos permite relacionarnos con el mundo que nos rodea de manera segura e independiente. La audición, junto con la vista, son los sentidos más estratégicos que poseemos, porque conforman nuestro sistema de alerta primario frente a situaciones del entorno potencialmente peligrosas, ambos sentidos se apoyan mutuamente, de modo que cuando uno de ellos baja su rendimiento, el otro se agudiza como forma de compensación.

El oído es el órgano de la audición y es responsable de generar las percepciones auditivas. También es esencial para el equilibrio u orientación espacial.

Se sabe que la disminución de la audición en las personas mayores implica un riesgo de presentar depresión, de deterioro de la calidad de vida, de deterioro cognitivo, de alteraciones conductuales y del sueño, de disminución de la actividad social, de deterioro de la comunicación y de alteraciones de la memoria.

Signos de Alerta de alteración de la Audición

- No reaccionar a la voz y sonidos del ambiente
- Presenta dificultad para entender una conversación
- Tiene dificultad para escuchar el timbre de la puerta o del teléfono
- Sensación de oído tapado
- Ruidos en la cabeza o pitos (acufenos) en los oídos
- Sensación de distorsión en lo que oye

Enfermedades del Oído más frecuentes en Personas Mayores

Presbiacusia: Es característico que las personas mayores refieran dificultades para comprender a las personas con voces de tono agudo (niños y mujeres) y conversaciones en grandes grupos o con ruido de fondo, como en los bares o restaurantes. A medida que progresa la disminución de la audición, comunicarse requiere cada vez más esfuerzo. La molestia por no comprender lo que se habla puede provocar un retraimiento social, irritabilidad, lo que facilita la soledad, la depresión y la paranoia (sentirse perseguido).

Producida por los efectos acumulativos de la exposición repetida a los sonidos diarios del tráfico o trabajo de construcción, las oficinas ruidosas, equipos que producen ruido y la música fuerte, la dieta, cambios en el suministro de sangre al oído debido a una cardiopatía, hipertensión, diabetes u otros problemas circulatorios.

Las personas mayores que presentan presbiacusia pueden experimentar las siguientes molestias:

- El habla de otros, parece murmullo o mal enunciado.
- La voz de un hombre, es más fácil de oír, que la inflexión alta de la voz de una mujer o niño.
- Ciertos sonidos, parecen molestos o excesivamente fuertes.
- Presentar tinnitus (zumbido, ronquido, o sonido de cuchicheo en uno o ambos oídos).

Acufenos: Percepción de un sonido a través de uno o ambos oídos, en ausencia de cualquier estímulo externo. Las causas pueden ser obstrucción del conducto externo, por ejemplo cerumen o cuerpo extraño, infección del conducto auditivo y las causas sistémicas; ototoxicidad inducida por fármacos, hipertensión arterial, anemia, hipotiroidismo, otros.

Acumulación de Cerumen: El cerumen del oído se vuelve más seco porque hay menos glándulas serosas en los oídos y producen menos aceite. En la persona mayor, puede producirse una acumulación masiva de cerumen, tras años de falta de atención. La acumulación puede formar masas de dureza pétrea y, sobre todo en varones mayores, contener una mezcla de abundantes pelos exfoliados.

Las personas mayores, con prótesis dentales totales en la arcada superior e inferior, empeoran significativamente su audición cuando se extraen las prótesis. La mejoría de la conducción ósea, que se logra con las prótesis en posición, apoyada contra la mandíbula y el maxilar superior, constituye una ayuda valiosísima para la audición. La mejoría de la fonación vocal que se obtiene con la prótesis permite reconocer mejor la voz y la comunicación.

Existe un vínculo entre el habla y la audición que se inicia desde la infancia, por lo que la persona mayor puede tener problemas de audición provocando un retraimiento progresivo hasta dejar de comunicarse.

Recomendaciones de Autocuidado

Si percibe algún problema de audición responda a las siguientes preguntas. Si responde **Sí** a tres o más de estas preguntas, usted podría tener un problema de audición y necesitará que un especialista otorrinolaringólogo evalúe su capacidad auditiva.

Sí	No	Preguntas
		¿Tengo problemas para escuchar cuando hablo por teléfono?
		¿Tengo problemas para escuchar cuando hay ruido?
		¿Se me hace difícil seguir una conversación cuando hay más de dos personas hablando a la vez?
		¿Tengo que esforzarme para entender una conversación?
		¿Muchas personas con las que converso no hablan claramente (murmuran)?
		¿Entiendo mal lo que otros están diciendo y respondo de manera inapropiada?
		¿A menudo les pido a las personas que repitan lo que han dicho?
		¿Tengo dificultad para comprender a las mujeres y a los niños cuando hablan?
		¿Se quejan las personas de que subo el volumen de televisión demasiado alto?
		¿Oigo un zumbido o silbido todo el tiempo?
		¿Pareciera que algunos ruidos suenan muy fuertes?

✓ Se recomienda que la extracción del tapón de cerumen del oído externo sea realizada por una persona entrenada, para evitar complicaciones, por ejemplo crisis vertiginosa.

✓ Trate de evitar ruidos fuertes y reducir la cantidad de tiempo de exposición a los ruidos. Es aconsejable usar tapones u orejeras especiales que lo protejan, para evitar dañar la audición.

✓ Consulte con un otorrinolaringólogo (especialista en oído, nariz y garganta) para que lo evalué, le hará una audiometría para medir la audición y diagnosticará el tipo de pérdida auditiva y si es necesario un audífono, y le explicará las ventajas que tendrá al usarlo. Se realizarán pruebas para encontrarle un audífono apropiado, seleccionando uno que maximice la audición y el entendimiento del habla.

✓ Los mejores consejos para acostumbrarse a usar audífonos son la práctica, el tiempo y la paciencia. Tenga una actitud positiva y de aceptación. Durante las primeras 2 a 3 semanas, usted escuchará nuevos sonidos, que había dejado de escuchar, por mucho tiempo. Estos pueden incluir sonidos que usted desea escuchar, así como otros que quizás no desee escuchar. Trate de usar los audífonos, tanto como le sea posible para ayudar a su cerebro a adaptarse a la estimulación constante. Es muy importante consultar con un fonoaudiólogo, para que lo entrene en el uso del audífono, se ha demostrado que las personas mayores, que tienen este apoyo profesional, presentan mejores resultados con el uso de audífonos.

✓ Si usa audífono, colóquese lo más cerca posible de quien le está hablando para disminuir el efecto competitivo de ruidos de nivel sonoro parecido o superior al nivel de la voz de su interlocutor.

✓ Cuando esté en un restaurante, evite sentarse en el centro del lugar o cerca de la cocina. Busque un lugar con bajo nivel de ruido ambiental una mesa lateral, una esquina alejada, lejos de un parlante con música ambiental.

✓ Sea paciente, los usuarios de audífonos satisfechos, le dirán que el beneficio del uso de audífonos es mucho mayor que el esfuerzo que se puede tomar para acostumbrarse a usarlos. Mientras antes comience a utilizarlos, más fácil le será acostumbrarse y disfrutar de sus beneficios.

✓ Para mantener limpios sus audífonos le recomendamos:

- Limpiar con frecuencia el audífono con un paño suave y seco (No use productos químicos).
- Verifique que el audífono está destapado y sin cerumen.

- ✓ La duración de las pilas para audífonos es variable y depende de varios factores:
  - Tamaño de la pila (las de mayor tamaño duran más).
  - Potencia del audífono (depende de su grado de pérdida).
  - Número de horas diarias de uso (usted lo determina).
  - Nivel de volumen con el que se usa (a mayor nivel, más gasto).
  - Resulta útil anotar el día en que puso una pila nueva y el día en que la reemplazó.
- ✓ El entrenamiento en lectura del habla (mirar los labios de la persona con la que está hablando) puede ayudar a las personas con presbiacusia a comunicarse mejor.
- ✓ Si usted tiene pérdida de audición causada por presbiacusia o conoce alguien que la tiene, comparta estas pautas con familiares, amigos y colegas:
  - Mire de frente a la persona que tiene pérdida de audición para que ella pueda ver su cara cuando usted hable.
  - Asegúrese de que la luz está frente a usted cuando hable. Esto le permite a una persona con deficiencia de la capacidad auditiva observar las expresiones faciales, los gestos y movimientos corporales y de labios, todas claves que facilitan la comunicación.
  - Durante las conversaciones, apague la radio o televisión.

- Evite hablar mientras mastica o cubriendo su boca con las manos.
- Hable levemente más fuerte que lo normal, pero no grite. El grito puede distorsionar su habla.
- Hable a velocidad normal y no exagere los sonidos.
- Dele indicios a la persona con pérdida de audición sobre el tema de la conversación siempre que sea posible.
- Reformule las afirmaciones con oraciones más cortas y sencillas si cree que no están entendiendo lo que dice.
- En restaurantes y reuniones sociales, elija los asientos o áreas de conversación lejos de áreas con mayor cantidad de gente.

✓ Sí, usted y su familia pueden trabajar juntos para facilitar la audición. Aquí hay algunas acciones que usted puede hacer:

- Hable con sus amigos y familia sobre su pérdida de audición. Ellos necesitan saber, que escuchar es algo muy difícil para usted. Mientras más converse sobre su discapacidad con aquellos que están siempre cerca de él, más podrán ayudarlo.
- Pídale a sus amigos y familia que lo miren de frente cuando conversen para así poder verles la cara. Si usted observa los movimientos de sus rostros y expresiones, esto podría ayudarle a entender mejor lo que dicen.

- Pídales a las personas que hablen más fuerte, pero sin gritar.
- Dígales que no tienen que hablar más lento, pero sí con mayor claridad.
- Apague la televisión o la radio si no tienen que estar encendidas.
- Sea consciente de que el ruido que existe alrededor suyo puede dificultar la audición. Cuando vaya a un restaurante, no se siente cerca de la cocina o de la banda que está tocando música. El ruido de fondo hace más difícil escuchar a las personas cuando conversan.

Envejecimiento y Función Cognitiva

Conocimientos Básicos

Las funciones cognitivas son los procesos mentales que nos permiten llevar a cabo cualquier tarea. Hacen posible que la persona tenga un papel activo en los procesos de recepción, selección, transformación, almacenamiento, elaboración y recuperación de la información, percibida a través de los órganos de los sentidos, facilitándole desenvolverse en el mundo que le rodea.

La importancia de la función cognitiva en el envejecimiento sano es *esencial* para mantener la autonomía, es decir la capacidad para decidir por sí mismo y la independencia.

Los componentes de esta compleja función son:

Orientación: Capacidad que nos permite estar conscientes de la situación en la que estamos en cada momento: orientación personal, orientación temporal y orientación espacial.

Gnosias: Capacidad de elaborar, interpretar y asignar un significado a la información captada por los sentidos: *visuales, auditivas, táctiles, olfativas, gustativas* y el *esquema corporal*.

Atención: Capacidad de generar, dirigir y mantener un estado de activación adecuado para el procesamiento correcto de la información: *Atención sostenida, Atención selectiva* y *Atención alternante.*

Funciones Ejecutivas: Habilidades cognitivas implicadas en la generación, la regulación, la ejecución efectiva y el reajuste de conductas dirigidas a objetivos: *memoria de trabajo,* planificación, razonamiento, flexibilidad, inhibición, toma de decisiones, estimación temporal, capacidad de realizar dos tareas al mismo tiempo y capacidad de organizar y realizar óptimamente tareas de manera simultánea, intercalándolas y sabiendo en qué punto están cada una en todo momento.

Praxias: Habilidad para poner en marcha programas motores de manera voluntaria y normalmente, aprendidos: capacidad de realizar un movimiento o gesto simple de manera intencionada, capacidad para manipular objetos mediante una secuencia de gestos, lo que implica el conocimiento de la función del objeto, el conocimiento de la acción y el conocimiento del orden serial de los actos que llevan a esa acción, capacidad de realizar de manera voluntaria movimientos o gestos con diversas partes de la cara: labios, lengua, ojos, cejas, carrillos, etc., capacidad de planificar y realizar los movimientos necesarios para organizar una serie de elementos en el espacio para formar un dibujo o figura final.

Lenguaje: Habilidad para elaborar, comunicar y entender ideas mediante sonidos, símbolos y/o sistema de gestos: expresión, comprensión de vocabulario, denominación, fluidez, discriminación, repetición, escritura y lectura.

Memoria: Capacidad para codificar, almacenar y recuperar de manera efectiva información aprendida o un suceso vivido: memoria episódica hace referencia a información sobre hechos y experiencias vividas, todos ubicados en el espacio y en el tiempo, memoria semántica hace referencia a conocimientos de carácter general y memoria procedimental, hace referencia a acciones o secuencia de actos aprendidos, la mayoría de los cuales hacemos de manera automática, sin necesidad de pensar en cada gesto o movimiento que hacemos.

Cognición Social: Conjunto de procesos cognitivos y emocionales mediante los cuales interpretamos, analizamos, recordamos y empleamos la información sobre el mundo social.

Habilidades Visoespaciales: Capacidad para representar, analizar y manipular un objeto mentalmente; relación espacial capacidad de representar y manipular mentalmente objetos en dos dimensiones, visualización espacial capacidad de representar y manipular mentalmente objetos en tres dimensiones.

Los complejos mecanismos de la función cognitiva, descrito en los párrafos anteriores, causados por la edad, se deben a los cambios que se producen en el cerebro al envejecer. Los factores que más influyen en el tipo y el ritmo de deterioro cognitivo son el estado de salud general, factores hereditarios, nivel de actividad física, nivel educativo y/o cultural y factores económicos, sociales y familiares.

El deterioro de la salud emocional de las personas mayores puede deberse a que es una etapa de la vida con pérdidas, como el cese de la actividad productiva, la partida de los hijos, la muerte del cónyuge y de los padres, cambio involuntario de residencia , en general, la ausencia de bienestar.

Todas estas situaciones, pueden predisponer a la depresión, sin embargo no es adecuado considerarla como parte del envejecimiento normal. La depresión, es una alteración del estado de ánimo que genera pérdida de interés para la ejecución de las actividades de vida diaria, pérdida de la confianza en sí mismo, sentimiento de inferioridad, ideas de culpa, falta de concentración, exceso de cansancio e inutilidad.

Las consecuencias de la depresión no atendida son progresivas y de variable intensidad, que van desde el deterioro de la calidad de vida hasta el suicidio.

Olvidos Benignos: Olvidar el nombre de una persona que usted acaba de conocer, el lugar donde estacionó su automóvil, dónde está algo que usted usa todos los días, las llaves, el teléfono o un número de teléfono que usted ha marcado, muchas veces puede ser perturbador y causar temor.

Al envejecer las personas mayores sus funciones cognitivas pueden permanecer igual que en su juventud, pues sólo alrededor del 8% de las personas mayores presentan síntomas de Alzheimer, enfermedad que deteriora severamente y progresivamente su funcionamiento cognitivo.

Recomendaciones de Autocuidado

✓ Los déficits sensoriales deben ser corregidos inmediatamente, una vez que sean detectados, con el uso de los artículos de ayuda que requieran (anteojos graduados, aditamentos para sordera, etc.), los que pueden disminuir las alteraciones perceptivas derivadas de los cambios ya mencionados y relacionados con la edad.

✓ La alimentación es la base de la prevención de enfermedades en todas las etapas de la vida. En la persona mayor, los estudios han demostrado que para prevenir los trastornos cognitivos y demencias se recomiendan en especial los siguientes alimentos:

- Comer alimentos variados, incluidas, al menos, 5 porciones de frutas y verduras de preferencia de hojas verdes, todos los días.
- Comer pescado (jurel, salmón, etc.) como parte habitual de la dieta puede ayudar a preservar la memoria a medida que la persona envejece.
- Consumir paltas, frutos secos, almendras, nueces.
- Consumir proteínas todos los días cuidándose de carnes con grasa. El huevo es un buen aporte de proteína.
- Controle el consumo de alimentos con grasa.
- Tome 2 litros de agua diariamente.
- Controle el consumo de sal, si tiene Hipertensión Arterial elimine la sal.
- Disminuya al mínimo el azúcar.

- Controle los Factores de Riesgo Cardiovascular: Presión Arterial, glicemia, colesterol, estado nutricional, sedentarismo.
✓ Prevenir y tratar la depresión y ansiedad.
✓ Proteger su cerebro de golpes y traumas.
✓ La actividad mental (lectura, juegos, etc.) regular, ayuda a preservar la función cognitiva.
✓ Contacto social con familiares y amigos favorece la preservación de las funciones cognitivas.
✓ Participar en grupos sociales como clubes de adulto mayor, que tienen acceso a proyectos para realizar distintas actividades ofertadas por SENAMA.
✓ Participar en viajes de turismo organizados por SERNATUR.
✓ Para prevenir los olvidos benignos planifique y aplique las siguientes estrategias:
  - Dese el tiempo para hacer las cosas que necesite y no se sienta apurado, ni permita que otras personas lo acosen.
  - Tenga relojes y calendarios en la casa de manera que permanezca orientado respecto a la hora y la fecha.
  - Adopte hábitos y rutinas que sean fáciles de seguir.
✓ Escriba una lista de lo que debe hacer (o solicítele a alguien que haga esto por usted) y marque las cosas a medida que las haga.
✓ Tenga fotografías de las personas que usted ve mucho y etiquétalas con sus nombres. Póngalas cerca de la puerta o del teléfono.

✓ Mantenga la mente activa:
- Lea mucho si tiene problemas para recordar palabras y mantenga un diccionario a la mano.
- Tome parte en actividades que estimulen la mente, como crucigramas, sudokus y juegos de mesa (dominó, ajedrez, damas, bingo, lotería, otros). Esto ayuda a mantener activas las neuronas en el cerebro, lo cual es especialmente importante a medida que uno envejece.
- Si usted vive solo, haga un esfuerzo para hablar con amigos y miembros de la familia. Hable con ellos acerca de sus problemas de memoria, de manera que ellos sepan cómo ayudar.
- Si usted disfruta de los videojuegos, trate de jugar uno que haya sido desarrollado para desafiar a la mente.

✓ Mantenga las cosas organizadas:
- Siempre ponga su cartera, llaves y otros artículos importantes en el mismo sitio.
- Deshágase del desorden extra alrededor de su espacio vital.
- Como un recordatorio, ponga etiquetas o imágenes en:
  - gavetas, describiendo o mostrando lo que contienen.
  - teléfonos, con los números telefónicos.
  - cerca de la estufa, recordándole que debe apagarla.
  - en las puertas y ventanas, recordándole que debe cerrarlas.

✓ Apunte sus citas y otras actividades en una agenda o calendario. Manténgalo al lado de su cama.

✓ Consiga que un amigo o miembro de la familia lo llame para recordarle los lugares a donde usted necesita ir, los medicamentos que debe tomar o las cosas importantes durante el día.

✓ Si lo requiere busque alguien que le ayude a ir de compras, cocinar, pagar sus cuentas y mantener la casa limpia.

Envejecimiento y Cavidad Oral

Conocimientos Básicos

Es importante recordar, que cada persona es un individuo con sus propias circunstancias particulares. Los cambios bucales descritos pueden estar presentes o no durante el envejecimiento, lo que depende de diversos factores: hereditarios, orgánicos, ambientales, nutricionales, económicos y sociales.

Los malos hábitos alimentarios, no sólo son causantes de patologías orgánicas, sistémicas, endocrinas o metabólicas, sino que también producen alteraciones en la cavidad bucal. Una dieta equilibrada que contenga los nutrientes esenciales para el buen funcionamiento del organismo, es importante para el mantenimiento de la salud bucal.

Es necesario conocer, que no es sólo lo que comemos, el tipo de alimentos que ingerimos, sino también cómo lo hacemos, puesto que malos hábitos masticatorios también pueden ser causantes de alteraciones bucales.

La cavidad oral, representa la puerta de entrada del sistema digestivo, en ella se inicia una de las funciones principales para el soporte vital de la persona: la alimentación proceso en el cual, los alimentos sólidos son transformados en un bolo alimenticio fácilmente deglutible, listo para desencadenar una eficaz digestión.

La boca, tiene un complejo sistema de control sensitivo, con receptores desarrollados para el gusto, el tacto, el dolor, la textura y la temperatura.

El sistema estomatológico es un grupo de órganos que cumplen las funciones de masticación, deglución y fonación. Conformado por huesos, músculos, articulaciones, glándulas salivales, dientes, mucosa y piel.

En la mucosa bucal, se presentan cambios relacionados con factores locales adquiridos a lo largo de la vida como la dieta, el hábito de fumar, el alcoholismo y la prótesis, volviéndose más delgada, lisa y seca, tornándose permeable a sustancias nocivas y más propensas a daños mecánicos.

La saliva es producida por las glándulas salivales, vierten su secreción al interior de la boca iniciando el proceso de digestión. Para la formación del bolo alimenticio es muy importante la presencia de saliva que aporte los elementos químicos y físicos necesarios para darle la consistencia y facilitar la deglución.

Las funciones de la saliva son: facilitar la deglución, mantener la humedad en la boca, actuar como disolvente para las moléculas que estimulan las papilas gustativas, ayudar al habla, facilitando los movimientos de labios, lengua, mejillas y mantiene limpios la boca y los dientes por su acción mecánica de arrastre.

Al día se produce cerca de un litro y medio de saliva. La saliva tiene además acción antibacteriana, las personas mayores con salivación deficiente (xerostomía) presentan una alta incidencia de caries.

Muchos de los fármacos utilizados por las personas mayores, provocan como efecto secundario, una disminución de la saliva. Dentro de ellos, se encuentran algunos analgésicos, antidepresivos, antihistamínicos, antipsicóticos, antihipertensivos, anticolinérgicos, diuréticos y antiparkinsonianos.

Las consecuencias derivadas de la xerostomía de larga duración, es el aumento de caries radiculares (en la base del diente a nivel de la encía) y de candidiasis oral (manchas blancas en la mucosa oral producidas por hongos) o molestias en personas mayores que utilizan prótesis removibles.

La caries dental es la pérdida de estructura del diente como consecuencia de la desmineralización, provocada por los ácidos que genera la placa bacteriana (película de bacterias adherida al diente y de hidratos de carbono). Las bacterias fabrican ese ácido a partir de los restos de alimentos de la dieta.

Este ácido, en contacto con el esmalte dental, provoca una sucesiva pérdida de minerales y posterior formación de una cavidad que llamamos "caries".

La caries dental, se asocia también a errores en las técnicas de higiene así como pastas dentales inadecuadas, falta de cepillado dental, o no saber usar bien los movimientos del lavado bucal, ausencia de hilo dental.

La caries es la primera causa de pérdida dental en las personas mayores. La caries radicular es la más frecuente en las personas mayores, es secundaria a la exposición bucal del cemento, por retracción gingival fisiológica o por enfermedad periodontal.

Alteraciones de los tejidos de soporte y protección del diente: Los tejidos de soporte y de protección del diente son el ligamento periodontal, hueso alveolar, cemento radicular y encía, reciben en conjunto el nombre de "periodonto". Estas estructuras son las que permiten mantener a los dientes en su lugar.

El periodonto puede reaccionar al proceso de envejecimiento de dos formas: si existe poca higiene bucal la acumulación de placas dentobacterianas provocando Gingivitis (inflamación de las encías) y la extensión del proceso al resto de los componentes del periodonto, se denomina Periodontitis.

La enfermedad periodontal debe dejar de considerarse un trastorno propio de la edad. Es más probable que el estado periodontal de una persona refleje la acumulación de lesiones a lo largo de la vida y no una mayor susceptibilidad a la enfermedad activa como consecuencia de la edad.

Los factores predisponentes de enfermedad periodontal tabaquismo, diabetes y fármacos, pueden favorecer su inicio o su progresión.

Al igual que en las caries dentarias, la enfermedad periodontal es producida por la placa bacteriana que se acumula y adhiere a los órganos que conforman el periodonto, tiende a progresar lentamente, al principio los tejidos gingivales sangran y están edematosos, hay movilidad dentaria, más tarde, la destrucción del hueso alveolar ocasiona la pérdida del sostén del diente y, por ende, la del diente.

La enfermedad periodontal es considerada la segunda causa de pérdida dentaria, sin embargo, en el adulto mayor puede igualar y en muchos casos superar a la caries dental como primera causa.

La Guía Clínica Salud Oral del Adulto Mayor de la OMS plantea otra consecuencia de la enfermedad periodontal; *"Recientemente, la enfermedad periodontal, en razón de la proliferación microbiana que propicia y su pase al torrente sanguíneo (bacteriemia), se ha reconocido como un factor contribuyente a la agravación del curso clínico de enfermedades crónico degenerativas como la enfermedad cardiovascular, diabetes y enfermedad respiratoria. A pesar de ello y de que la enfermedad periodontal es un problema de salud pública, es raro que existan programas preventivos y de diagnóstico oportuno".*

Un gran número de personas mayores sufre de pérdida parcial o total de dientes, por esta razón es frecuente que la persona mayor deja de ingerir una alimentación balanceada, dado que le cuesta moler sus alimentos de manera adecuada y en consecuencia aumenta el riesgo de adquirir otras enfermedades derivadas de la malnutrición.

Para que el sistema estomatognático pueda funcionar de forma óptima, es ideal la conservación de la mayor cantidad de dientes posibles en la boca, no sólo para cumplir con una masticación eficiente y con los requerimientos estéticos de la persona mayor, sino porque además tienen una importante función de sensibilidad propioceptiva (capacidad de sentir lo que se mastica).

Es necesario hacer notar el valor de la masticación en la alimentación, especialmente para una amplia selección de alimentos, saborearlos mejor y disfrutar de este acto. Debemos recordar además la relación entre función masticatoria normal y mejor circulación cerebral, otro hecho más que vincula la salud bucal con la salud global.

Cuando la persona mayor sufre la pérdida de uno o más dientes es recomendable su remplazo lo más rápido posible. En los últimos años la odontología ha tenido un desarrollo muy importante, actualmente existen las prótesis removibles y los implantes dentarios.

Las prótesis removibles, si no son aseguradas con adhesivo especial, pueden deslizarse fuera de lugar mientras se come o habla, lo cual es embarazoso, además las dentaduras pueden promover infección y deterioro en otros dientes si no son ajustadas correctamente.

Los implantes dentales son prótesis que se colocan (implantan) en el hueso mandibular o maxilares, creando una base sólida sobre la que se pueden efectuar tanto restauraciones de dientes individuales, como prótesis parciales o totales, y funcionan exactamente igual que nuestros dientes naturales, nos permitirán masticar con total comodidad, sonreír y hablar con la misma seguridad que nuestros propios dientes.

Recomendaciones de Autocuidado

En el capítulo anterior se destaca la importancia que tiene mantener la salud oral hasta el final de la vida del ser humano para mantener su salud. Por tanto la relevancia que tiene educar a la población a lo largo del ciclo vital en los cuidados de su salud oral, es vital para mantener la salud integral.

✓ Cepillado, idealmente 5 veces al día (al despertar, después del desayuno, la comida, la cena y antes de acostarse) y como mínimo después de cada comida, con una pasta dental con flúor: Cepíllese suavemente todos los lados de los dientes con un cepillo de cerdas suaves y una pasta dental con flúor. Utilice movimientos circulares pequeños y movimientos cortos hacia adelante y hacia atrás. Tome el tiempo necesario para cepillarse cuidadosa y suavemente a lo largo de la línea de las encías. Cepíllese levemente la lengua para ayudar a mantener su boca limpia.
✓ Además necesita limpiar el área alrededor de los dientes con hilo dental todos los días. La limpieza cuidadosa con el hilo dental removerá la placa dental y las sobras de comida que un cepillo de dientes no puede alcanzar. Asegúrese de enjuagarse la boca después de limpiarse los dientes con el hilo dental.
✓ Para las personas que tienen artritis u otras condiciones que limitan los movimientos de las manos puede ser difícil sostener y usar un

cepillo dental. Use un cepillo dental eléctrico o de baterías.

✓ Para las personas que tienen artritis u otras condiciones que limitan los movimientos de las manos puede ser difícil sostener y usar un cepillo dental. Use un cepillo dental eléctrico o de baterías.

✓ Utilice en forma diaria o semanal enjuagues bucales con flúor.

✓ Visite a su dentista en forma regular, mínimo una vez al año, para revisión y limpieza.

✓ Deje de fumar. Fumar aumenta el riesgo de desarrollar una enfermedad de las encías.

✓ En personas mayores que padecen xerostomía, dependiendo de la causa de origen, es recomendable la utilización de productos estimulantes de la secreción salival, como chicles libres de azúcar y productos cítricos. Consulte con su odontólogo.

✓ En personas mayores portadoras de prótesis removibles manténgalas limpias y libres de comidas que causan manchas, mal aliento o encías inflamadas. Cepille las prótesis removibles todos los días con un producto especial de limpieza. Quíteselas por las noches y colóquelas en agua o en un líquido limpiador para dentaduras y una vez a la semana desinféctela con cloro (10 gotas de cloro en un vaso con agua, durante 10 minutos).

✓ Cuidado cuando tenga puesta la prótesis removible, porque puede ser más difícil que sienta las comidas y bebidas que están muy calientes o que note huesos de la comida en la boca.

✓ Observe todos los días su cavidad bucal, si presenta alguno de esos problemas consulte inmediatamente con el odontólogo:

- Sospecha de caries (dolor dental espontáneo o al alimentarse, aumento de sensibilidad con los cambios de temperatura, cambios de coloración en los dientes, aparición de cavidades).
- Pérdida de obturaciones.
- Encías rojas, dolorosas o con tendencia a sangrar.
- Halitosis (mal aliento).
- Movilidad o desplazamiento de los dientes.
- Aparición de abscesos, herpes labial recurrente y aftas en las mucosas.
- Alteración de la oclusión (mordida).
- Sangrado de mucosas espontáneamente o frente a estímulos considerados normales como el cepillado o la alimentación.
- Si la raíz del diente es visible.
- Aparición de nódulos, manchas, lesiones blancas o ulceradas en las mucosas.
- Xerostomía (boca seca).
- Aparición de lesiones producidas por las prótesis.
- Disfagia (dificultad para tragar).
- Pérdida de la simetría facial.
- Dolor y tensión muscular en cabeza, cuello y hombros, previo a cirugías invasivas, para descartar focos sépticos.

Envejecimiento, Nutrición y Alimentación

Conocimientos Básicos

El aparato digestivo es el encargado de transformar los alimentos en nutrientes susceptibles de ser absorbidos y empleados por el organismo.

En el proceso de envejecimiento se producen una serie de cambios fisiológicos, para cuidarnos es necesario conocerlos y tomar conciencia de lo relevante que es la alimentación y nutrición para el logro de un envejecimiento saludable, a continuación analizaremos los cambios del aparato digestivo:

Puede presentarse disminución del agua corporal a nivel de la célula, lo que se manifiesta en un alto riesgo de deshidratación, por disminución de la sensación de sed.

Puede haber disminución de los músculos, aumento de la reserva adiposa, pérdida ósea en la mujer, especialmente después de la menopausia.

Las alteraciones en la mucosa bucal, las glándulas salivales pueden disminuir la producción de saliva, condicionando la alteración del gusto, lo cual favorece la inapetencia; se dificulta la masticación y la deglución del bolo alimentario con el riesgo atragantamiento y muerte por asfixia.

La sensación del sabor de los alimentos puede disminuir principalmente, para lo dulce y salado, por esta razón las personas mayores tienden a consumir más sal y azúcar para degustar los sabores.

El sentido del olfato puede disminuir, afectando la capacidad de distinguir los olores.

En el esófago puede presentarse disminución de la motilidad, lo que genera en edades muy avanzadas, dificultad para el paso de alimentos por el esófago.

Entre un 20 a 30% presenta gastritis atrófica y disminución de ácido clorhídrico, lo que afecta la absorción de vitamina B12 y de hierro.

La motilidad gástrica también puede alterarse, favoreciendo el reflujo gastroesofágico.

En el intestino grueso se pueden atrofiar las fibras, con una disminución de la motilidad, esto se agrava si la persona toma laxantes.

El estreñimiento es uno de los principales problemas digestivos de la persona mayor, debido a la disminución de la motilidad de los intestinos, agravado por la falta de líquidos, de fibra y el sedentarismo.

La pared del intestino se puede debilitar favoreciendo la formación de divertículos en colon, esófago y duodeno.

El hígado puede disminuir su tamaño, peso y el número de hepatocitos que condicionan modificaciones en el metabolismo de los fármacos y síntesis de proteína.

La composición de la bilis puede predisponer a la formación de cálculos, lo que se agrava si la persona no toma líquidos.

El páncreas puede disminuir su función exocrina, afectando la producción de jugo pancreático, esto se agrava si no hay suficiente ingesta de líquido.

Factores de riesgo de baja de peso:

- Las enfermedades pueden originar una ingesta insuficiente de alimentos y pérdida de peso. Si la persona mayor pierde más de 5 kilos en los últimos 5 meses sin hacer dieta, se debe estudiar, puede ser el único síntoma de una enfermedad oculta.
- El sedentarismo puede llevar a una menor ingesta de alimentos.
- La pérdida de un ser querido puede producir malnutrición debido a la depresión y disminución del apetito.

- Factores funcionales es como baja visión, alteraciones de la marcha y equilibrio, pérdida de la fuerza, pueden alterar la capacidad de comprar y preparar los alimentos.
- Factores psicosociales: personas que viven solas, *"Es demasiado trabajo cocinar para una sola persona"*; no tienen recursos económicos para comprar, *"No siento mucha hambre"*, y personas que viven en Hogares.
- Efectos secundarios de numerosos fármacos.

Recomendaciones de Autocuidado

Las siguientes son recomendaciones del "National Institute on Aging", es decir, el Instituto Nacional Sobre el Envejecimiento, EEUU (2014).

He aquí algunos consejos para ayudarle a empezar a mejorar su alimentación:

1. Coma verduras y frutas de muchos colores y tipos diferentes.
2. Asegure que por lo menos la mitad de los granos que come sean granos integrales.
3. Coma solamente pequeñas cantidades de aceites y alimentos con un alto contenido de azúcar. Limite las grasas saturadas (se encuentran principalmente en alimentos que provienen de los animales) o las grasas trans (se encuentran en productos alimenticios tales como algunas margarinas y mantecas, y en galletas dulces y saladas).

¿Necesito tomar agua?

Con la edad, su capacidad de sentir sed puede disminuir un poco. Tome muchos líquidos como agua, jugo, leche y sopa. No espere hasta que sienta sed. Trate de tomar varios vasos grandes de agua cada día. Su orina debe ser de color amarillo pálido. Si es de color amarillo brillante u oscuro, usted necesita tomar más líquidos.

Asegúrese de hablar con su médico/a si tiene dificultades en controlar su orina. No deje de tomar líquidos.

¿Debo comer alimentos con fibra?

La fibra se encuentra en alimentos provenientes de las plantas como frutas, verduras, legumbres, nueces, semillas y granos integrales. Comer más fibra puede prevenir problemas estomacales o intestinales, como el estreñimiento. Es posible que también ayude a reducir el colesterol, así como el azúcar en la sangre.

Es mejor obtener la fibra de los alimentos que de suplementos dietéticos. Empiece a añadir fibra gradualmente. Eso le ayudará a evitar gases indeseables. He aquí algunos consejos para añadir fibra:

- Consuma a menudo porotos, arvejas y lentejas cocinados.
- Si es posible, no le quite la cáscara a las frutas o a las verduras.
- Escoja frutas enteras en lugar de jugos de frutas.
- Consuma panes y cereales de granos integrales.

Un consejo: Tome muchos líquidos para ayudar a la fibra a pasar por sus intestinos.

¿Debo reducir la cantidad de sal que consumo?

La manera usual en que las personas obtienen sodio es consumiendo sal. El cuerpo necesita sodio, pero demasiada cantidad puede elevar la presión arterial en algunas personas. La mayoría de los alimentos frescos contienen algo de sodio. A muchos de los alimentos enlatados y preparados se les añade sal.

Las personas tienden a consumir más sal de la que necesitan. Si usted es mayor de 50 años de edad, todo lo que necesita cada día es cerca de una cucharadita de sal de mesa, o sea, 1.500 miligramos (mg) de sodio. Eso incluye todo el sodio en sus comidas y bebidas, no solamente la sal que usted añade cuando cocina o come. Si su médico/a le dice que use menos sal, pregúntele sobre un sustituto de sal. Algunos contienen sodio. Además, no añada sal cuando cocina o come, y evite los bocadillos salados y los alimentos procesados. Busque la palabra sodio, no la palabra sal, en el cuadro de Información Nutricional. Elija los alimentos rotulados "bajo en sodio". A menudo, la cantidad de sodio en el mismo tipo de alimento puede variar mucho de marca a marca.

Un consejo: Las especias, hierbas y el jugo de limón pueden añadir sabor a sus comidas, de manera que no echará de menos la sal.

¿Qué debo saber sobre la grasa?

La grasa en su dieta proviene de dos lugares: la grasa ya contenida en el alimento y la grasa que una persona añade cuando cocina. La grasa le da energía y le ayuda a su cuerpo a utilizar ciertas vitaminas, pero es alta en calorías. Para reducir la grasa en su dieta:

- Elija cortes de carne, pescado o aves (sacar el cuero) que contengan menos grasa.
- Recorte la grasa extra antes de cocinar el alimento.
- Use productos lácteos y aderezos para ensaladas bajos en grasa.
- Use ollas y sartenes con fondo que evitan que la comida se pegue y cocine sin añadir grasa.
- Elija un aceite vegetal no saturado o monosaturado (revise la etiqueta) o use un rociador de aceite sin grasa para cocinar.
- En lugar de freír los alimentos, trate de asarlos, a la plancha, hornearlos, sofreírlos, cocinarlos al vapor o en el microondas o hervirlos.

Conserve la seguridad de los alimentos

Las personas mayores deben ser especialmente precavidas y conservar sus alimentos en estado seguro para poder comerlos sin peligro. Asegúrese de cocinar completamente los huevos, la carne de cerdo, el pescado, los mariscos, la carne de aves y las salchichas.

Hable con su médico/a o profesional certificado en dietética, un especialista en nutrición, sobre los alimentos que debe evitar. Estos pueden incluir algunas carnes embutidas y alimentos no pasteurizados (calentados para destruir los organismos que causan enfermedades).

Antes de cocinar, tenga cuidado con la comida cruda. Manténgala aparte de los alimentos que ya han sido cocinados o que no van a ser cocinados, como las ensaladas, las frutas o el pan. Tenga cuidado con los utensilios como por ejemplo, su cuchillo, plato o tabla de cortar. No corte carne cruda con el mismo cuchillo que va a usar para hacer la ensalada.

Lave las frutas y verduras frescas antes de comerlas. Use agua caliente con jabón para lavar sus manos, los utensilios y las superficies de trabajo a medida que va cocinando.

A medida que va envejeciendo, no puede depender de oler o probar los alimentos para determinar si se han descompuesto. Trate de ponerles fecha a los alimentos que coloca en su refrigerador. Revise la "fecha límite de uso" de sus alimentos. Si tiene alguna duda, bote el alimento a la basura.

¿Puedo darme el lujo de comer adecuadamente?

Si su presupuesto es limitado, es posible que tenga que pensar y planear un poco para poder pagar por los alimentos que debe comer. He aquí algunas sugerencias. Primero, compre solamente los alimentos que necesita. Una lista de compras le ayudará a hacer eso. Antes de ir de compras, planee sus comidas y revise sus provisiones de alimentos básicos como harina y cereal. Asegúrese de tener algunos alimentos enlatados o congelados en caso de que no tenga ganas de cocinar o no pueda salir. La leche en polvo o enlatada, o la ultra-pasteurizada y envasada en un paquete de cartón, pueden ser almacenadas fácilmente.

Piense en la cantidad de un alimento que va a usar. Un tamaño más grande puede ser más barato por unidad, pero es una buena oferta solamente si usted utiliza toda la cantidad. Trate de compartir paquetes grandes de alimentos con un amigo. Las verduras congeladas que vienen en bolsas ahorran dinero porque usted puede usar cantidades pequeñas y mantener el resto congelado.

Aquí le presentamos otras maneras de mantener el costo de sus alimentos bajo:

- Los productos de marcas genéricas o de marcas de tienda a menudo cuestan menos que los productos de marcas famosas.
- Planee sus comidas tomando en cuenta los alimentos que están en oferta.
- Prepare una cantidad mayor de las comidas que usted disfruta y rápidamente refrigere la comida que sobra para comerla en uno o dos días.
- Divida la comida que sobra en pequeñas porciones, márquelas y póngales la fecha, y congélelas para usarlas durante los próximos meses."

Envejecimiento y Cuidado de la Piel

Conocimientos Básicos

La piel es el órgano más grande del cuerpo, pesa entre 2,5 y 4,0 kg y tiene una superficie de aproximadamente 1,67 metros cuadrados, separa el interior del cuerpo del mundo externo, es la primera línea de defensa del organismo, su estructura depende de factores ambientales, constitución genética y nutrición.

La piel tiene importantes funciones:

1. *Protección*: Protege los tejidos y órganos internos, sirve de barrera defensiva contra la entrada de gérmenes patógenos (bacterias, virus, hongos microscópicos) y evita las pérdidas de agua.
2. *Regulación Térmica*: Permite la adaptación del organismo a los cambios de temperatura, tanto externos como internos. La regulación de temperatura se realiza a través de los vasos sanguíneos, las glándulas sudoríparas, el tejido adiposo y la propia estructura de la piel.
3. *Secreción y Absorción*: Se lleva a cabo a través de las glándulas sudoríparas y el producto de esa secreción es el sudor, con el que se eliminan productos de desecho del organismo. La piel es

permeable puede absorber diversas sustancias, por ejemplo medicamentos en pomada.

4. *Recepción*: La piel recibe y transmite información al cerebro; sensaciones de dolor, temperatura, contacto y presión. Esta función convierte a la piel en un importante medio de comunicación con el exterior.

5. *Síntesis*: Las distintas capas de la piel sintetizan compuestos beneficiosos para el organismo, producción de vitamina D, a partir de la luz ultravioleta del sol.

Cambios estructurales y funcionales de la piel de la persona que envejece:

1. **Epidermis**. Es la capa más externa de la piel y está formada por células productoras de queratina y melanina y de células de Langerhans: Se puede producir una disminución de la melanina provocando la aparición de manchas en la piel, se deben en gran parte a la excesiva exposición al sol; cambios en el factor hidratante natural, disminución de los lípidos, lo que se traduce en una mayor deshidratación, baja respuesta inmunológica celular, que lo hace susceptible a infecciones cutáneas, alergias y cáncer, pérdida de la propiedad viscoelástica de la piel, haciéndose susceptible a rasgaduras y hemorragias por ruptura de vasos, a consecuencia de traumatismos menores, trastornos de la capacidad de cicatrización de las heridas.

2. *Dermis*. Es la capa intermedia y está formada por fibroblastos células formadoras de colágeno, glándulas sudoríparas y sebáceas, folículos pilosos y músculos erectores del pelo, atravesada por nervios y vasos sanguíneos: El colágeno disminuye un 1% cada año y sus fibras se hacen más anchas y quebradizas, ésta pérdida junto a otros factores explicarían la pérdida de flexibilidad de la piel de la persona mayor; la elastina puede disminuir a partir de la sexta década. Los cambios estructurales de la elastina están influenciados por la acción de la radiación solar, por ello hay diferencias en la piel de una persona que ha estado expuesta al sol por mucho tiempo y aquella que ha tenido menos exposición al sol; el número de glándulas sebáceas se mantiene constante, sin embargo se puede reducir la producción de sebo, que es una mezcla de lípidos que comprende triglicéridos, colesterol y sustancias de tipo céreo; glándulas sudoríparas se pueden reducir hasta en un 15% lo que contribuye al aumento de la sequedad cutánea y a alteraciones de la termorregulación.

3. *Vellosidad*. El vello sirve esencialmente para protegerse del calor, del frío, de los rayos UV (el cráneo está protegido por el pelo, de ahí la necesidad de los calvos de protegerse totalmente la cabeza), del polvo (pestañas, narices, orejas) y asegurar la protección de las zonas frágiles, como los genitales o los ganglios principalmente. También participan en el sentido del tacto, desempeñando el papel de

"antenas". El vello también sirve para ralentizar y/o retener el flujo del sudor (cejas, axilas), lo que permite evitar que el sudor descienda hasta los ojos o a lo largo del cuerpo (transpiración de las axilas). La cantidad de vello se puede reducir de manera generalizada. Transformación del vello en pelo en áreas no deseadas como por ejemplo, nariz, cejas y orejas en el hombre y zona peribucal superior y mentón en la mujer, que pueden llegar a afectar seriamente la autoestima de la persona mayor.

4. *Receptores sensoriales*. Los corpúsculos de Pacini y de Meissner son receptores de la percepción de la presión y del tacto. Estos receptores mecánicos pueden disminuir aproximadamente a un tercio de su número inicial. Mayor riesgo de sufrir quemaduras por exposición prolongada al sol, mal uso de bosas de agua caliente o frazadas eléctricas. Ello debido a la disminución de los corpúsculos sensoriales. Frecuente prurito (picazón) e irritación de la piel, además de paulatino resecamiento. Esto se puede agravar como consecuencia de permanencia en espacios con excesiva calefacción que reseca el aire; deficiencia de las glándulas sudoríparas; uso excesivo de jabón, antitranspirantes y perfumes.

5. *Vasos sanguíneos*. La pared vascular se puede adelgazar creando palidez y facilidad para la extravasación (hematomas) así como una disminución de las funciones termorreguladoras.

6. *Hipodermis o tejido subcutáneo*. Es la capa más interna y está formada por adipocitos o células productoras de lípidos. Igual que la capa anterior, la hipodermis se halla atravesada por multitud de nervios y vasos sanguíneos. La cantidad de grasa corporal total aumenta de forma progresiva y proporcional con la edad. No obstante, los efectos de la vejez sobre la capa más interna de la piel están marcados por una disminución en el número y volumen de los adipocitos y una deficiente vascularización, que da como resultado la flacidez característica de las pieles envejecidas. La grasa del tejido subcutáneo de la persona mayor puede desarrollar atrofia en cara, manos, mejillas y plantas de los pies, puede hipertrofiarse en el abdomen en los varones y en los muslos en las mujeres. La suma de todos estos cambios dérmicos puede provocar una reducción global media del espesor dérmico del orden del 15-35% y contribuyen, clínicamente, a crear la piel laxa, arrugada, atrófica. La interacción de los músculos y la gravedad sobre una dermis adelgazada e inelástica da como resultado la aparición de arrugas. Hasta cierto punto, las arrugas no se pueden evitar; sin embargo, la exposición al sol y el tabaquismo probablemente las hacen desarrollar más rápidamente. Los dientes faltantes y las encías retraídas cambian la apariencia de la boca, así que sus labios pueden lucir arrugados. La pérdida de masa ósea en la mandíbula reduce el tamaño de la parte inferior del rostro y hace que

la frente, la nariz y la boca sean más pronunciadas. Las orejas pueden alargarse en algunas personas (probablemente causado por crecimiento de cartílago). Las cejas y las pestañas se vuelven grises. Al igual que en otras partes de la cara, la piel alrededor de los ojos se arruga, creando las llamadas "patas de gallo", al lado de los ojos. La grasa de los párpados se deposita en las cuencas de los ojos y puede hacer que éstos se vean hundidos. Los párpados inferiores pueden aflojarse y se pueden desarrollar bolsas bajo los ojos. El debilitamiento del músculo que soporta el párpado superior puede hacer que los párpados se descuelguen, lo cual puede limitar la visión.

7. *Cambios en las uñas y sus efectos*. Las uñas también cambian con la edad; crecen más lentamente y se vuelven pálidas y frágiles. Se pueden volver amarillentas y opacas. Las uñas, especialmente las de los dedos de los pies, pueden volverse duras y gruesas y encarnarse con más frecuencia; mientras que las puntas de las uñas de las manos se pueden partir. Se pueden desarrollar rebordes longitudinales en las uñas de las manos y los pies.

Recomendaciones de Autocuidado

Como hemos visto la piel es el órgano del cuerpo humano de mayor extensión y el más visible, tiene funciones de mucha importancia para la vida, por ello los cuidados a lo largo de la vida son determinantes para llegar a la vejez con una piel sana.

La alimentación es esencial para mantener la piel saludable y retardar los efectos del envejecimiento. Dos de los aspectos más importantes de la alimentación para mantener una piel sana son: consumir una dieta rica en antioxidantes que ayuda en la lucha diaria contra factores ambientales a los que se enfrenta la piel. La dieta debe incluir regularmente cinco porciones de frutas y verduras color, especialmente las verduras de hojas verdes oscuras, frutas y vegetales de color naranja.

Asegurar una dieta variada y equilibrada en proteínas, lípidos e hidratos de carbono.

Las proteínas son esenciales para la formación y el mantenimiento de las estructuras corporales de la persona mayor. Se deben consumir diariamente, lo recomendado es un gramo por kilo de peso.

Los lípidos constituyen la reserva energética más importante del organismo, siendo indispensables para la formación de membranas celulares y para vehiculizar vitaminas liposolubles. Se recomienda pescado, nueces, almendras, paltas y aceites de oliva.

Los alimentos más críticos en esta etapa de la vida son las vitaminas y minerales, son especialmente importantes en esta etapa de la vida, algunas vitaminas son difíciles de sintetizar, especialmente las vitaminas B12 y D.

La vitamina B12 forma los glóbulos rojos y previene la anemia y además fortalece la memoria. Se sintetiza en el estómago con la acción de la enzima factor intrínseco, que tiene como precursor al ácido clorhídrico, sabemos que a medida que se envejece éste disminuye y esto se agrava aún más con medicamentos como Omeprazol o Ranitidina, que muchas veces se toman sin indicación médica o que el médico/a lo indicó por un tiempo definido y la persona sigue tomándolo por más tiempo, afectando aún más la absorción de la vitamina B12

La vitamina D es esencial para mantener los huesos sanos y además se le han descubierto propiedades inmunológicas. Esta vitamina se sintetiza principalmente en la piel, como hemos visto la piel sufre importantes cambios con el envejecimiento, el colesterol de la piel que permite la síntesis de vitamina D también puede disminuir, así mismo, a causa de los daños que produce el sol, nos exponemos menos y utilizamos fotoprotectores que no favorecen la absorción de la vitamina D.

El alimento que entrega el Ministerio de Salud de Chile aporta todas las vitaminas, minerales, fibra, omega tres, y está especialmente elaborado para contribuir al mantenimiento de la salud de las personas mayores.

Consulte con su médico/a para que le indique un suplemento de vitamina B12 y vitamina D, si lo necesita.

Higiene de la Piel

El objetivo fundamental de la higiene es mantener la piel, en adecuado estado de limpieza, para que pueda desarrollar de forma óptima sus funciones de protección, secreción y absorción y también que contribuya al bienestar físico y psicológico de la persona mayor.

Para que la piel cumpla sus funciones con normalidad es necesario mantenerla libre secreciones y polvo, que no le permiten respirar o absorber los medicamentos por vía tópica.

El aseo ejerce además un papel importante en la protección contra la invasión microbiana. En algunas enfermedades, los tejidos de la piel están predispuestos a infecciones.

La piel elimina productos tóxicos e irritantes, que pueden producir prurito y lesiones cuando la persona se rasca.

La piel del adulto mayor es más frágil, deshidratada y menos elástica que la piel de una persona joven, lo que facilita la aparición de infecciones, si no se tiene una higiene adecuada.

La piel tiende a resecarse y, por tanto se descama y puede producir picazón, sobre todo en brazos y piernas, y siendo esto más intenso en invierno. Por eso es vital, usar elementos que acentúen la sequedad, como el uso excesivo de jabones.

En caso de prurito, pueden existir muchas razones, puede ser causado por Diabetes, enfermedades del hígado, alergias u otras, además en algunos adultos mayores el prurito puede aparecer sin una causa precisa.

Se recomienda un baño diario con jabón neutro, secándose en forma prolija, deben ser cortos, con agua tibia, el pelo debe lavarse por lo menos una vez a la semana con un champú suave.

Durante el baño diario, escobille en forma minuciosa las uñas de los pies, con una escobilla suave, con ello evita infección por hongos en las uñas, muy común en personas mayores por la baja de la inmunidad, y además utilice sandalias de goma personales en la ducha tanto en su casa, como en lugares donde es utilizada por muchas personas, como por ejemplo en hoteles.

Realice semanalmente una autorevisión de la piel después de la ducha, para detectar lesiones en todo el cuerpo, con especial atención en la espalda, plantas de los pies y genitales, puesto que nódulos, manchas o heridas que no cicatrizan, pueden ser indicio de tumores benignos o malignos. De ser el caso, consultar con el médico/a.

Otro punto importante a tomar en consideración al momento del baño, son los cambios bruscos de temperatura, la piel envejecida está poco vascularizada y el tejido subcutáneo es menor, por lo que la persona puede enfriarse fácilmente y resfriarse.

Después de baño, se debe lubricar la piel para mantener la humectación con cremas hidratantes de todos los días.

Para la limpieza facial se recomienda, tanto para varones como para mujeres, la utilización regular de leches o geles limpiadores que actúen superficialmente, emulsionando las secreciones grasas y las impurezas acumuladas durante el día.

El uso generalizado de talco y las fricciones con colonia son prácticas que deben desterrarse, dado que resecan la piel.

El filtro solar es necesario a toda edad. El factor 15 es el mínimo recomendable; si va la playa o a la cordillera, prefiera un factor 20 o 30. El sombrero, especialmente en los varones que perdieron el pelo, y para las mujeres cuando están expuestas al sol, al igual que gafas solares, con filtro UV, los rayos solares contribuyen a la formación de cataratas.

Tomar el sol es una necesidad de la persona mayor, no obstante no hay que olvidar que su piel es muy sensible a la acción nociva de la radiación ultravioleta, por ello, la mayoría de los cosméticos especialmente formulados a esta edad, incluyen algún tipo de protección ultravioleta, si no fuese así, el farmacéutico puede aconsejar la utilización de preparados foto protectores.

Respecto a la prevención del cáncer de la piel el Instituto Nacional Sobre el Envejecimiento, Estados Unidos, recomienda lo siguiente:

"La causa principal del cáncer de la piel es el sol. Las lámparas solares y las cabinas de bronceado, también pueden causar cáncer de la piel. Cualquier persona puede desarrollar cáncer de la piel, pero las personas que tienen una piel clara, que produce pecas fácilmente tienen un mayor riesgo. El cáncer de la piel, puede ser tratado, si es detectado, antes de que se extienda a otras partes del cuerpo".

Hay tres tipos de cáncer de la piel. El carcinoma de células basales y el carcinoma de células escamosas son los dos primeros tipos, crecen lenta y raramente se extienden a otras partes del cuerpo. La mayor parte del tiempo, estos tipos de cáncer se encuentran en partes de la piel expuestas al sol, como la cabeza, la cara, el cuello, las manos y los brazos, pero pueden presentarse, en cualquier parte del cuerpo. El tercer tipo de cáncer de la piel, y el más peligroso, es el melanoma. Es más raro que los otros tipos, pero puede extenderse a otros órganos y ser mortal.

Revise su piel con regularidad, una vez al mes, para revisar si tiene algo que podría ser cáncer. Busque cambios tales como un crecimiento nuevo, una lesión que no sana o un lunar que está sangrando. Además, revise los lunares, las marcas de nacimiento u otras partes de la piel usando el sistema "ABCDE":

- ✓ **A** = asimetría (una mitad del crecimiento se ve diferente a la otra mitad).
- ✓ **B** = bordes que son irregulares.
- ✓ **C** = color que ha cambiado o más de un color.
- ✓ **D** = diámetro más grande que el tamaño de un borrador de lápiz grafito.
- ✓ **E** = evolución, o sea, cambios en el tamaño, en la forma, en los síntomas (picazón, sensibilidad al tacto), en la superficie (especialmente si está sangrando) o en las diferentes tonalidades del color.

No espere hasta que le duela el área afectada, pues el cáncer de la piel usualmente no produce dolor. Consulte con el médico/a inmediatamente, si usted tiene cualquiera de esas señales.

Otro riesgo, que conlleva la exposición al calor en las personas mayores es la hipertermia, que supone un aumento de temperatura por sobre los 40° Celcius, puede generar daños irreversibles a nivel cerebral. Los síntomas de la hipertermia son: Dolor de cabeza, sensación de boca seca, náuseas, vómitos, mareos, calambres musculares generalizados, obnubilación y en algunos casos pérdida de conciencia. Lo más importante frente a esta situación es protegerse del calor y tomar bastante agua, para no deshidratarse, los síntomas de la hipertermia descritos, son causados por la deshidratación, que producen temperaturas sobre los 40 grados (lo que comúnmente conocemos como insolación).

Envejecimiento y Sueño

Conocimientos Básicos

El sueño es un fenómeno cíclico, llamado ciclo de vigilia–sueño, es un ritmo circadiano, que regula la fluctuación de la temperatura corporal, la frecuencia cardíaca, la secreción hormonal y el estado de ánimo.

Los ritmos circadianos están relacionados con la luz y la temperatura, son afectados además por los hábitos sociales, u ocupacionales.

El sueño es una necesidad fisiológica. El sueño normal consta de dos períodos bien diferenciados: el sueño paradójico o REM (movimiento ocular rápido) y el sueño lento o no REM.

El inicio del sueño, se realiza a través de una relajación generalizada, muscular y mental, con una intención para dormir. Poco a poco la actividad de nuestro cerebro comienza a ralentizarse y se pasa de ondas alfa a ondas beta mucho más lentas. Comienzan las fases del sueño no REM, en que de forma progresiva se va relajando el sistema muscular hasta quedar en reposo total.

Algo similar sucede con las ondas cerebrales, ondas beta muy lentas en comparación con las alfas de la vigilia. Después comienza la fase REM, en donde de nuevo vuelve la actividad eléctrica normal, pero el cuerpo sigue en reposo. Es cuando se sueña y el cuerpo vegetativo responde según las vivencias del sueño. Pero, sin embargo, la parte muscular está en su máxima relajación. La fase REM dura unos 30 minutos y posteriormente comienza de nuevo la fase no REM con sus diferentes estadios, volviendo a una relajación cerebral profunda, que dura cerca de una hora, hasta que de nuevo comienza el sueño REM.

El ciclo se repite cada 90 minutos. Los períodos de sueño REM se suceden y alternan con los no REM. Cada noche se producen alrededor de 4 a 6 períodos REM.

Todos los estudios han demostrado que las personas mayores necesitan 8 horas de sueño diario.

Las personas mayores suelen presentar estados de somnolencia a lo largo del día, especialmente después de la ingestión de alimentos. Es lo que se denomina somnolencia postprandial.

El insomnio se define como la falta de sueño nocturno y puede ser:

- Por dificultad en la conciliación del sueño.
- No hay problemas para dormirse, pero sí para mantenerse dormido, con despertares frecuentes nocturnos.
- Se duerme fácilmente, pero se despierta muy temprano, sin posibilidad de volver a conciliar el sueño: insomnio de despertar precoz.

El insomnio va acompañado de sensación de incomodidad, cansancio y somnolencia durante el día, que hace que se perpetúe, puesto que si duerme por el día, cuando llegue la noche volverá a no tener sueño.

Las causas del insomnio son:
- *Depresión*: lo característico es el insomnio de despertar precoz.
- *Ansiedad*: lo característico es el insomnio de conciliación.
- *Factores ambientales*: exceso de luz, ruidos ambientales, habitación compartida, cama y almohada distintas a las habituales, interrupción del sueño para administrar medicación, que suelen producir insomnio de despertares frecuentes con gran dificultad para conciliar de nuevo el sueño.
- Excesivo tiempo en la cama.
- Siestas diurnas.
- Aburrimiento con falta de actividad y/o estímulos diurnos.

- El consumo de alcohol también agrava los síndromes apneicos.
- Apnea del sueño es el cese momentáneo de la respiración durante el sueño. La frecuencia de aparición de este trastorno aumenta con la edad y es más habitual, en los hombres, que en las mujeres.
- Enfermedades respiratorias que se presentan con tos y disnea.
- Nicturia, es una afección que obliga a la persona que la padece a levantarse varias veces durante la noche para orinar.
- El dolor, independientemente de su origen, tiene un efecto negativo sobre el sueño de la persona mayor, produciendo múltiples despertares, favorecidos a su vez por el consumo de diuréticos, por la poliuria (orinar varias veces) no controlada del diabético, y por la nicturia asociada a prostatismo (inflamación de la próstata).
- Las alteraciones neurológicas (Demencias, Parkinson) también pueden alterar la estructura del sueño, y producen alteraciones de la vigilia, que se confunden con hipersomnia (exceso de sueño).

Recomendaciones de Autocuidado

Las medidas de higiene del sueño son recomendaciones que nos permitan asegurar un sueño más reparador y efectivo que promoverá el estado de alerta diurno y ayudará a evitar ciertos tipos de trastornos del sueño:

1. Acuéstese para dormir sólo cuando tenga sueño.
2. No realice en la cama ninguna actividad que no sea dormir (evite lectura, ver TV, oír radio, no piense en problemas o actividades que debe hacer al día siguiente).
3. Si pasados 10 minutos desde que se acostó no ha conseguido dormirse, levántese y realice una actividad relajante (oír música, leer).
4. Vuelva a acostarse, cuando crea tener sueño.
5. Si vuelve a la cama, sigue sin poder dormir, vuelva a realizar la misma operación tantas veces como sea necesario.
6. Si tras quedarse dormido, se despierta durante la noche y permanece 10 minutos sin conciliar de nuevo el sueño, siga las instrucciones anteriores.
7. Levántese siempre a la misma hora, independiente del tiempo, que haya dormido.
8. No duerma durante el día.

Otras medidas útiles para conciliar el sueño son:

- Evitar excitantes o comidas copiosas en la tarde.
- Realizar ejercicio suave durante todo el día. No hacerlo antes de acostarse, ya que excita.
- Mantener una temperatura confortable en la habitación y dentro de la cama (ni exceso ni falta).
- Procurar el menor ruido ambiental, al igual que el menor estímulo, posible de luz.
- Realizar medidas de relajación previas al sueño, con ambiente musical tranquilo de fondo y sin forzar el hecho de dormir.
- Realizar ejercicios de relajación antes de dormir. Evitar las actividades muy intensas.
- Antes de acostarse, tomar un baño templado o ingerir alguna bebida caliente si la noche es fría.

Medidas Farmacológicas para tratar los trastornos del sueño: Corresponde al médico/a prescribir y para emitir su diagnóstico será de vital importancia, una información correcta por parte del afectado o de sus familiares o cuidadores.

Envejecimiento y Función de Eliminación

Conocimientos Básicos

La función de eliminación es la necesidad que tiene el organismo de deshacerse de las sustancias perjudiciales e inútiles que resultan del metabolismo. La excreción de deshechos se produce principalmente por la orina y las heces y también a través de la transpiración y respiración pulmonar. Tiene una gran importancia para la vida, puesto que con ella mantenemos el equilibrio de líquidos y sustancias del medio interno, y al eliminar las sustancias de desecho, mantenemos un funcionamiento adecuado de los diferentes órganos.

La persona mayor se encuentra expuesta a la deshidratación, que puede ser más grave que en la persona joven. El equilibrio del balance hídrico debe mantenerse bajo control, sobre todo cuando haga calor y en los estados de enfermedades físicas o psíquicas.

La cantidad de agua presente en el organismo humano alcanza un porcentaje del 70 % del peso corporal.

Distribución del agua en el organismo: El agua corporal total está presente en tres fases distintas: intracelular, extracelular e intravascular. Se trata de fases que se encuentran en un equilibrio dinámico recíproco, hasta tal punto que una variación de cualquiera de ellas repercute en las demás:

1. El agua intracelular representa el porcentaje más importante y alto, desde el punto de vista tanto cuantitativo como cualitativo. Gira en torno al 40 a 50% del peso corporal; se encuentra en las células y participa directamente en los procesos metabólicos. Se trata del porcentaje que regula el mantenimiento constante de las concentraciones salinas.
2. La fase intravascular comprende el agua contenida en el lecho vascular arterial, venoso y capilar, (sangre) representa el 7% del peso corporal.
3. La fase intersticial o extracelular es la que se encuentra en los espacios entre célula y célula, en las cavidades serosas y en los tejidos conectivos y hace las veces de intermediario en los procesos de intercambio entre las dos fases precedentes. Constituye el 17 a 20% del peso corporal.

Pérdidas de Agua

El organismo humano, es objeto de un proceso continuo de renovación de su contenido hídrico. El agua hace las veces de solvente de las sustancias de desecho, que son eliminadas por vía renal y por vía gastrointestinal, e interviene en los procesos de termorregulación (control del calor y frío).

Están las pérdidas que pueden producirse en ciertas condiciones, como la diarrea, el vómito, la sudoración excesiva.

El agua es eliminada a través de distintas vías, normalmente a través de la orina, que representa la pérdida de agua más importante y que gira en torno a 1 litro y litro y medio al día. Se elimina asimismo a través de las heces a razón de unos 150 ml al día, estando dicho valor, constituido por los líquidos, no reabsorbidos a lo largo del tracto intestinal.

A través de los pulmones se eliminan por otro lado 500 a 700 ml de agua gracias a los procesos de humidificación de las superficies alveolares. Una última vía de eliminación es la piel, en parte por transpiración de vapor de agua y en parte a través de la secreción sudorípara, siendo la cantidad total de agua, eliminada por esta vía de unos 200 ml al día.

La cantidad diaria de agua eliminada gira en conjunto en torno a los 1.800 a 2.500 ml, siendo reemplazada por un aporte alimentario adecuado.

La ingesta diaria para una persona mayor de 2.000 ml (dos litros de agua), cantidad que incluye el agua procedente de los procesos de oxidación de los alimentos.

La regulación del balance hídrico en el organismo tiene lugar a través de los centros encefálicos (hipotálamo), que coordinan las distintas funciones viscerales, activan o deprimen el estímulo de la sed y controlan, mediante la actividad de una hormona antidiurética (adiuretina), la salida de los líquidos por vía renal.

Causas de Deshidratación

La excesiva eliminación, puede producirse del tracto gastrointestinal, el riñón, el pulmón y la piel, o bien a través de dos o más de éstos a la vez.

En un sujeto adulto normal, es excepcional el caso de introducción insuficiente de agua en el organismo. En la persona mayor, por el contrario, dicha situación puede producirse como consecuencia de una menor ingestión, atribuible a la imposibilidad o a la incapacidad de deglutir, a un trastorno de la sensación de sed o a la imposibilidad de comunicar dicha sensación. Pueden asimismo intervenir causas de naturaleza patológica.

Generalmente la deshidratación que afecta a la célula, se suma precisamente a la deshidratación extracelular. En tal situación, es característico que la persona mayor no tenga esa sensación de sed, que le permitiría reparar al menos en parte la pérdida continua de agua.

El estado de deshidratación se convierte en una condición patológica, incluso grave, cuando la pérdida supera el 6% del peso corporal. Los síntomas principales de tal situación, son marcada sequedad de piel y mucosas, pérdida de peso y eliminación de líquidos muy abundante.

En la persona mayor, además de las causas arriba mencionadas, la deshidratación puede producirse por una sensación de apatía, que reduce el estímulo del hambre y en consecuencia el estímulo de la sed. A veces, puede aparecer también, como consecuencia de la preocupación por las molestias que ocasiona una micción (orinar) frecuente o por el riesgo de incontinencia urinaria. En tales casos es posible que se produzcan restricciones drásticas en la ingestión de líquidos. Un régimen dietético inadecuado y claramente restrictivo, puede también potenciar tales inconvenientes.

La pérdida excesiva de líquidos y de electrólitos puede producirse además por alteraciones orgánicas del riñón ligadas a tratamientos diuréticos prolongados e incontrolados, que se establecen, por ejemplo, para tratar la hipertensión.

Dado que en las personas mayores el peligro de presentación de un estado de deshidratación es bastante grande, resulta absolutamente necesario prever dicha posibilidad, considerando las causas independientemente del estado patológico real y por consiguiente, evitando las actitudes que limitan la ingesta de líquidos (pereza, miedo a dificultades digestivas y dificultad para conseguir o ingerir bebidas).

Para evitar la deshidratación, es necesario administrar los líquidos de forma sistemática, aunque la persona mayor no los solicite, según indicaciones registradas en pizarras bien a la vista, con horarios y cantidades fijas.

En el curso de enfermedades, cuando la persona mayor no es totalmente autosuficiente, el riesgo es mayor. En estos casos, es indispensable que las personas encargadas de la asistencia al enfermo observen rigurosamente las prescripciones de las indicaciones dietéticas.

No deja de ser frecuente ver a una persona mayor gravemente deshidratado y "seco" con el vaso lleno que tanto necesita, colocado en el velador junto a la cama. Esto puede suceder en cualquier ambiente, incluso en Hospitales y Establecimientos de Larga Estadía, si el personal asistencial no se da cuenta de la importancia del problema y del hecho de que muchas personas mayores, no pueden o no quieren pedir líquidos.

La supervisión constante requiere la comprobación de las pérdidas diarias de líquidos.

No obstante, como en cualquier otro aspecto de la geriatría, la prevención es el arma más efectiva. Sin embargo, cuando el estado patológico se haya instaurado ya, y deba ponerse un remedio, es muy importante saber elegir el tipo de líquido que debe administrarse.

Vías de Eliminación

Eliminación intestinal: Mediante la eliminación intestinal se expulsa al exterior las sustancias que no pueden ser reabsorbidas por la sangre y que no son asimilables por el organismo. El conjunto de sustancias que se eliminan constituye las heces, estas están formadas por residuos alimentarios, secreciones, células descamadas de los intestinos y bacterias.

Eliminación urinaria: Filtra la sangre a través del riñón de sustancias innecesarias tales como la urea, exceso de agua, electrolitos, glucosa, aminoácidos, ácido úrico y creatinina, manteniendo así el equilibrio. La sustancia eliminada es la orina.

Eliminación por la respiración: Elimina productos como el dióxido de carbono y el vapor de agua sobrante (300-400ml/día).

Eliminación por la sudoración: La piel elimina agua, electrolitos (sodio, cloro, potasio) y productos de excreción como la urea. Además cierta cantidad de agua se elimina por difusión a través de la piel (transpiración insensible). Si se mantiene la integridad de la piel, la pérdida diaria de agua pasa desapercibida y oscila alrededor de 500 ml/día, si se produce pérdida de la continuidad de la piel, como en las quemaduras estas pérdidas se incrementan considerablemente.

Incontinencia Urinaria

El cuerpo almacena la orina en la vejiga. Durante la micción (al orinar), los músculos en la vejiga se contraen para hacer que la orina pase a un tubo llamado uretra. Al mismo tiempo, los músculos alrededor de la uretra se relajan y dejan que la orina salga del cuerpo. La incontinencia ocurre comúnmente, si los músculos se relajan sin previo aviso.

La incontinencia urinaria, es un problema de gran incidencia en la población mayor. Un 15% de las personas de más de 75 años están afectadas. Es más frecuente entre las mujeres, en una proporción de dos a uno respecto a los hombres.

Es necesario insistir que la incontinencia no está asociada al envejecimiento. Es mucho más habitual con los años, porque son mucho más frecuentes las causas que la provocan. Si la incontinencia es de comienzo reciente, es posible revertirla al tratar la causa que la provoca:

- Infección en el tracto urinario.
- Inmovilidad reciente.
- Estreñimiento.

Para prevenir la incontinencia, las medidas inmediatas son, facilitar la micción de la persona mayor colocándole cerca una chata, o llevarle rápido al baño, suprimir o reducir ciertos medicamentos, como los diuréticos (previa indicación médica).

Cuando la incontinencia dura poco tiempo, es producida por:

- Infecciones en el tracto urinario.
- Infección vaginal o irritación.
- Estreñimiento.

Cuando la incontinencia dura más tiempo, puede ser debido a:

- Músculos débiles de la vejiga.
- Músculos hiperactivos de la vejiga.
- Daño a los nervios que controlan la vejiga, causado por enfermedades como la esclerosis múltiple o la enfermedad de Parkinson.
- Bloqueo en la vía urinaria, como por ejemplo por una próstata agrandada en los hombres.
- Enfermedades, que podrían causar dificultad para llegar al baño a tiempo.

Existen los siguientes tipos de incontinencia:

- *Incontinencia por esfuerzo* ocurre cuando se gotea orina debido a que se ha puesto presión en la vejiga, por ejemplo, al hacer ejercicio, toser, estornudar, reírse o al cargar objetos pesados. Es el problema de vejiga más común en las mujeres jóvenes y de mediana edad. Podría comenzar cerca de la época de la menopausia.
- *Incontinencia por urgencia* sucede cuando las personas tienen una necesidad repentina de orinar y no pueden contener la orina lo suficiente para llegar al baño a tiempo. Podría ser un problema para personas que padecen de diabetes, de la enfermedad de Alzheimer, de la enfermedad de Parkinson, de esclerosis múltiple o de un accidente cerebrovascular.
- *Incontinencia por rebosamiento* sucede cuando pequeñas cantidades de orina gotean de una vejiga que siempre está llena. Un hombre puede tener problemas al vaciar su vejiga, si su próstata está agrandada y bloquea la uretra. La diabetes y lesiones en la médula espinal también pueden causar este tipo de incontinencia.
- *Incontinencia funcional* ocurre en muchas personas mayores que tienen un control normal de la vejiga. Estas personas simplemente tienen un problema en llegar al baño, debido a trastornos que les impide moverse con rapidez.

Recomendaciones de Autocuidado

Medidas de ayuda para corregir la incontinencia: Reeducación de esfínteres o reentrenamiento vesical:

✓ *Visitas Programadas al Baño*

Su finalidad es lograr que la persona mayor, realice con una frecuencia regular, su necesidad de orinar, lo más normal y cómoda, con lo que se acostumbra a la vejiga a evacuar con un determinado ritmo. La atención y el cuidado son diferentes, según sea la persona mayor independiente o dependiente, por lo que deben ser individualizados. Es necesario conocer la periodicidad con que se acude al baño (ésta puede variar en la misma persona a lo largo del día). El registro debe realizarse durante días, anotando cada vez que la persona mayor orine, tanto de forma continente como incontinente.

Esto permite estudiar, en qué momento se producen las incontinencias y su posible causa. La micción suele ser más frecuente al levantarse, al acostarse, antes o después de las comidas y, también, tras la toma de algunas bebidas como café o té. Se estimula al paciente a que vaya al baño en esos momentos. No se pregunta a la persona mayor si quiere orinar, sino que se le sugiere que es la hora de ir al baño y se le acompaña a ir al baño.

La persona mayor debe permanecer sentada en el baño, durante 5 minutos, dejándole que oiga un grifo abierto. Si esto no es eficaz, se le invita a orinar, cada 2 ó 3 horas (pueden utilizarse timbres o despertador para recordar la hora), en principio sólo durante el día, tenga ganas o no, y aunque se encuentre mojado.

Si la persona mayor incontinente se orina, se adelanta media hora el control, hasta tener una idea aproximada del intervalo de tiempo necesario, para que se mantenga seca. Nunca se ha de ir antes del momento fijado y si la persona mayor tiene deseos de orinar, debe esperar lo más posible, para no perder el ritmo.

Tras conseguir la continencia durante el día, se intentará durante la noche (levantándose 2 veces, siempre a horas fijas). Las personas mayores con demencia, pero con buena movilidad, pueden mantenerse secos durante el día con idas regulares al baño (cada dos horas), aunque la incontinencia nocturna es inevitable.

Algunos objetivos pueden alcanzarse en uno o dos días, otros requieren semanas o incluso meses. Los logros ayudan a mantener la motivación, por lo que se han de plantear objetivos, a corto plazo y poco ambiciosos, reforzando a la persona incontinente de manera positiva.

Sólo una vez conseguida la continencia, y cuando no existan accidentes, se pueden retirar los pañales.

Este programa, lo conocí en forma personal en una estadía de estudio de los cuidados que se otorgan a las persona mayores en Japón, país con alrededor del 30 millones de personas de 65 años y más, es uno de los países que tiene una de las expectativa de vida más altas del mundo, alcanzando una sobrevida de 86 años.

Los programas son integrales, consideran a la incontinencia urinaria de la persona mayor, como un problema de gran impacto en su calidad de vida, en la carga de cuidado que implica a los cuidadores y los costos económicos que conlleva, en este programa, se educa a las personas mayores sanas, a los cuidadores domiciliarios, personal hospitalario, durante la hospitalización de una persona mayor, incluso se instala un baño portátil al lado de la cama para facilitar la ejecución del programa.

Lo que más me impactó fue la aplicación de esta estrategia, tanto en centros de día como en Establecimientos de Larga Estadía para Adultos Mayores (ELEAM), es decir, Hogares de Personas Mayores, donde pude observar que sólo alrededor de un 15% de las personas mayores que asisten o viven en dichos centros utilizan pañales, a diferencia de nuestros

ELEAM donde alrededor de un 70% de los usuarios utilizan pañales, con las consecuencias en su calidad de vida, las exigencia para los cuidadores y el gran costo económico, que este ítem significa para la institución.

✓ *Ejercicios del suelo pelviano*

Ayudan a aumentar la fuerza y el tono de los músculos del suelo de la pelvis. Las formas correctas de realizarlos son las que se comentan a continuación:

- Permanecer de pie o sentado confortablemente. Contraer despacio, pero con fuerza, los músculos de alrededor del ano, manteniéndolos en tensión durante 5 segundos, para relajarlos después (imaginando que se quiere controlar una diarrea).
- Sentarse con comodidad en el baño, cuando se desee orinar. Durante la micción, interrumpir voluntariamente el flujo urinario, contrayendo los músculos de la zona.

Se recomienda hacer los ejercicios unos 10 minutos y 3 veces al día a intervalos regulares, y durante varios meses. Estos ejercicios suponen una mínima interrupción en las actividades cotidianas, se pueden realizar en cualquier lugar, sin que nadie se dé cuenta.

Su utilidad es máxima a largo plazo, si los ejercicios son efectuados en forma sistemática. Vale la pena el esfuerzo, porque los resultados son muy positivos para lograr el control de la micción (orinar).

✓ *Bioretroalimentación*

Es una técnica que utiliza sensores, los que, se instalan en la zona del periné de la mujer, permiten reconocer las contracciones de los músculos del suelo pelviano. Esto le puede ayudar a recuperar control sobre los músculos de su vejiga y uretra. La bioretroalimentación, puede ser útil durante el aprendizaje de los ejercicios para fortalecer los músculos del suelo pélvico.

✓ *Cambios en su estilo de vida*

Podrían ayudarle a superar la incontinencia:

- Bajar de peso,
- Dejar de fumar,
- Decir "no" al alcohol,
- Beber menos cafeína (la cual se encuentra en el café, té y varios refrescos gaseosos),
- Prevenir el estreñimiento y
- Evitar cargar objetos pesados.

✓ *Incontinencia masculina*

La mayoría de incontinencia en los hombres está relacionada con la glándula prostática. La incontinencia masculina puede ser causada por:

- Enfermedad o lesión
- Prostatitis, una inflamación dolorosa de la glándula prostática
- Daño a nervios o músculos, por cirugía
- Daño a nervios por enfermedades, como la diabetes
- Ataque cerebral, enfermedad de Parkinson o esclerosis múltiple
- Lesión en la médula espinal
- Una próstata agrandada en los hombres que puede resultar en hiperplasia benigna de próstata (HBP o BPH, por sus siglas en inglés), una condición en la cual la próstata crece a medida que los hombres envejecen.
- Síntomas de la HBP incluyen:
  - ✓ Torrente de orina indeciso, débil e irregular
  - ✓ Sensación de urgencia con escape o goteo
  - ✓ Frecuente micción, especialmente en la noche

Con el tiempo, la HBP puede causar serios problemas. El tratamiento temprano de la HBP, puede reducir su probabilidad de tener infecciones del tracto urinario, incontinencia, y cálculos renales y de la vejiga.

✓ *Incontinencia y la enfermedad de Alzheimer*

Las personas en las últimas etapas de la enfermedad de Alzheimer, a menudo tienen problemas de incontinencia urinaria. Esto puede ser el resultado de no darse cuenta que necesitan orinar, de olvidarse de ir al baño, o de no poder encontrar el baño.

Para reducir el riesgo de incontinencia, la persona que cuida a enfermos puede:

- Evitar dar bebidas como café con cafeína, té y refrescos gaseosos, que incrementan el deseo de orinar, pero no limite el agua.
- Mantener despejadas las vías donde se camina, el baño en orden, con la luz encendida todo el tiempo.
- Asegurarse de proporcionar tiempo regularmente para ir al baño.
- Suministrar ropa interior que sea fácil de poner y quitar.
- Usar ropa interior absorbente para los viajes fuera de casa.

Medidas de manejo adecuado de la incontinencia, para prevenir ulceras por presión (escaras), mejora la calidad de vida de la persona mayor, que la padece y la de su cuidador.

Existen distintos dispositivos para controlar la incontinencia. Es necesario seleccionar el tipo de ayuda más adecuada, de acuerdo con las características de la persona mayor incontinente, pero es importante que tanto la familia como la persona incontinente, sepan manejar el dispositivo elegido.

Colector externo peneano: Es una funda de látex que se coloca en el pene, con un tubo de salida que se conecta a una bolsa colectora de orina. Este sistema es exclusivo para hombres. No está indicado cuando el pene es pequeño y está retraído. Los hay de distintos tamaños, hay que elegir la talla adecuada para evitar que el pene quede comprimido o que el dispositivo se suelte o se tuerza.

El sistema de sujeción, más utilizado son las tiras adhesivas que se pegan en la piel del pene y después en el colector. Aunque pueden ser de utilidad, quizás no se usen por las complicaciones de dolor e irritación que el uso prolongado puede ocasionar en el pene.

Sonda vesical: Se puede utilizar de forma transitoria en personas incontinentes que tienen úlceras por presión, dermatitis importantes. La sonda evitará que se encuentre mojada la piel y macerada, lo que aumenta la úlcera por presión y la infecta. No es el método más recomendable, a largo plazo porque, todas aquellas personas, con sonda vesical, tienen más riesgo de infecciones urinarias.

No obstante, hay personas que deben llevarlas durante un largo período de tiempo, por ejemplo, aquellas que están esperando una operación de próstata o que tienen algún tumor que produce retenciones de orina.

Los cuidados de la sonda son los siguientes: Vaciado de la bolsa urinaria cada vez que esté llena, o mejor aún, tres veces al día. La bolsa nunca debe estar en el suelo, ni por encima de la vejiga, ya que en el primer caso, puede contaminarse con microorganismos del suelo y en el segundo, debido a su ubicación, puede entrar la orina de nuevo en la vejiga, lo que también aumenta el riesgo de infecciones.

Orinales: Cuando la persona mayor no puede llegar al baño, pueden utilizarse orinales de mano, chatas o baños portátiles. A veces, estos sistemas son poco confortables y producen malos olores, por lo que la limpieza debe ser máxima.

Los hombres que tienen buen nivel de conciencia y colaboran pueden resolver la dificultad mediante una botella colocada discretamente a su alcance. Debe tenerse en cuenta que algunos sólo pueden usarla en posición erecta. Para personas muy incapacitadas, con incontinencia irreversible, puede ser útil una silla especial bajo la cual se coloca un orinal. Las chatas y botellas, han de estar bien identificadas. Se deben limpiar con cuidado cada vez que se utilicen.

Pañales desechables: Su función es retener la orina y las heces, con lo que se mantiene seco y confortable a la persona mayor, se evita que se ensucie su propia ropa, o la cama. Los pañales suelen estar hechos de un núcleo absorbente de celulosa, envuelto por una capa superficial de tela sin tejer y una capa impermeable unidas.

Protectores de la cama: El miedo a mojar la cama produce una gran ansiedad en la persona mayor incontinente. Existen diversos modos de proteger el colchón:

- El protector de celulosa es un producto absorbente e impermeable de un solo uso, también adecuado para proteger sillas de ruedas y sillones.
- Las clásicas fundas impermeables tienen algunas desventajas: dan calor, hacen ruido y deben lavarse regularmente, para eliminar cualquier rastro de suciedad u olores. Han de colocarse debajo de las sábanas, para evitar el contacto directo con el enfermo. Son más baratas que los protectores de un solo uso.

✓ *Aspectos psicológicos de la incontinencia urinaria.*

La respuesta psicológica de cada persona mayor incontinente varía en cada caso:

- Las personas con deterioro mental grave, pueden no ser conscientes del problema; sin embargo, la vida familiar a veces se ve muy afectada (el enfermo puede evacuar en lugares inadecuados como el suelo).
- Otras personas mayores, tienen sentimientos de culpa, vergüenza o negación, incluso ante una evidencia clara de incontinencia (pueden dar largas explicaciones para justificar olores y manchas o esconder ropas sucias en armarios y cajones). Esto dificulta la búsqueda de ayuda, improvisándose medios, poco adecuados y frustrantes.
- Hay una pérdida de la autoestima, miedo a ser castigado o a producir rechazo en las personas del entorno. Algunas personas están tan tensas cuando se les lleva al baño, que los esfínteres uretrales no se relajan, por lo que son incapaces de orinar, hasta que vuelven a estar en su silla o en la cama.
- Es frecuente creer que el problema es irresoluble o que es consecuencia de la edad. Estas posturas pueden estar propiciadas por los profesionales que aceptan la incontinencia, como algo inevitable.

- El manejo insensible o rápido produce confusión y precipita a la incontinencia. Debe tranquilizarse a las personas mayores y se les debe asegurar, que nadie les culpará si se produce un accidente. Tratar a estas personas como si fueran niños constituye un error, ya que no son responsables de su conducta.

✓ *Recomendaciones generales ante toda persona mayor con incontinencia urinaria*

- Mantener a la persona mayor incontinente limpia y seca.
- Vigilar la piel de la región genital, sacro y glúteos para detectar irritaciones e infecciones.
- Facilitar el acceso al aseo mediante carteles o flechas que indiquen el camino, ayudando a la persona mayor, a desplazarse y eliminando obstáculos.
- Durante la noche, puede ser útil mantener un orinal, cerca de la cama y dejar una luz tenue.
- Utilizar una ropa cómoda y amplia, que sea fácil de quitar.
- Asegurar la higiene genital y de manos después de la eliminación.
- Estimular la deambulación en cuanto sea posible. Si la incontinencia aparece durante un encamamiento, la movilización puede contribuir a su curación.

- Una ingesta de líquidos adecuada, favorece el funcionamiento vesical. Se pueden limitar las bebidas después de las 18 horas, sobre todo de sustancias diuréticas como café, té, etc.
- Proporcionar un ambiente de afecto, confianza y privacidad.

Envejecimiento, Piernas y Pies

Conocimientos Básicos

Las afecciones de los pies son determinantes para el mantenimiento de la independencia, ya que son los que permiten la posición erecta, en bipedestación y la marcha y el equilibrio, en conjunto con otros sistemas especialmente neurológico y circulatorio.

El pie es un órgano.

El pie está conformado por un complejo sistema: osteoarticular, muscular, vascular, linfático y nervioso que le confiere un diseño y arquitectura capaz de desempeñar dos funciones esenciales: una estática, dada por el apoyo y el equilibrio que le dan al ser humano la posición erecta en bipedestación; la otra dinámica, que le permite la marcha y todos los movimientos ejecutados en distintas funciones, a los que el pie es sometido por el individuo, en su vida cotidiana, laboral, artística o deportiva.

La estructura ósea del pie, está formada por varios huesos, se clasifican en huesos del tarso (construido por siete huesos), metatarso (cinco pequeños huesos metatarsianos) y falanges (14 huesos alargados y pequeños), arcos del pie y ligamentos, soportan el peso del cuerpo y además actúan como una palanca, que impulsan el cuerpo hacia delante, cuando caminamos o corremos.

El pie es un indicador del estado general de salud; hay enfermedades sistémicas como la diabetes, la artrosis y la gota, que se manifiestan en esta región anatómica. Las afecciones de los pies, son causa frecuente de incapacidad, suelen no ser reportadas espontáneamente. Los trastornos de la marcha, la inmovilidad prolongada y las caídas recurrentes, pueden ser formas de presentación de alteraciones sistémicas generales y/o estáticas o dinámicas del pie.

Factores de riesgo o problemas de los pies

- *Diabetes*: Enfermedad que afecta la sensibilidad y la circulación vascular de esta área, ya sea arterial, venosa o linfática, cambios tróficos, por insuficiencia vascular.
- *Artrosis*: Enfermedad articular degenerativa o inflamatoria.
- La higiene del calzado debe también tomarse en cuenta.
- Atrofia el cojinete graso plantar.
- Calzado inapropiado.
- Mal cuidado de las uñas.
- Obesidad o enfermedad incapacitante.
- Déficit sensorial.
- Estilos de vida.
- Profesión.

Problemas en las Uñas

- Onicogriposis, consiste en una hipertrofia de la uña del pie, se característica por enroscamiento de la uña. Esta degeneración comprime las partes blandas del pie, provocando inflamación y dolor.
- Onicocauxis, es el engrosamiento de la uña provocado por traumatismo o mal corte de ella.
- Infección del lecho ungular (bajo la uña), que puede ulcerarse.
- Onicomicosis (infección de la uña por hongos), siendo el más común de los problemas de las uñas y se presenta con engrosamiento, coloración amarilla.

Hiperqueratosis o callos

- Son causados por la presión que ocurre cuando los huesos de los pies, rozan contra los zapatos.
- Los callos usualmente aparecen en la parte superior y en los lados de los dedos, mientras que las callosidades se forman en las plantas de los pies.

Alteraciones del Metatarso

- *Hallux valgus* o Juanetes, son articulaciones inflamadas y dolorosas que pueden desarrollarse en la base del dedo gordo, pueden ser causados por zapatos que son muy pequeños o tienen una horma puntiaguda. Se refiere a las alteraciones de alineamiento del primer metatarsiano (dedo gordo) y cuya causa obedece a alteraciones biomecánicas.

Metatarsalgia

- Es consecuencia de la hipotonía de la musculatura propia del pie, que conlleva a sub-luxaciones de las pequeñas articulaciones.

Venas Varicosas

- La función de las venas es devolver la sangre no oxigenada de los tejidos al lado derecho del corazón.
- Gran parte de la sangre circula contra la gravedad, de modo que las venas disponen de válvulas internas para mantener el flujo sanguíneo hacia el corazón.
- Las venas varicosas se desarrollan cuando las válvulas internas de las venas se deterioran y son incapaces de funcionar adecuadamente.
- Como resultado, el flujo sanguíneo venoso se vuelve más lento.
- En los puntos en que la sangre se acumula o estanca, las venas adoptan un aspecto retorcido.
- Las causas de las várices generalmente es genética.
- Las enfermedades del sistema venoso, por ejemplo una infección (tromboflebitis), pueden lesionar la pared venosa.
- Un aumento sostenido de la presión en el interior de la venas puede afectar las válvulas.

- Esta elevación de la presión puede ser debida a sobrepeso abdominal excesivo, por obesidad o el permanecer de pie por tiempo prolongado, necesario en ciertas profesiones.
- Los síntomas pueden variar e, incluso, algunas personas mayores no los presentan.
- Los síntomas más identificables son: una sensación de peso general de la vena, un dolor difuso, después de permanecer mucho tiempo de pie o el caminar por tiempo prolongado. Además de calambres en las piernas por las noches, fatiga y venas palpables.

Infecciones

- El pie de atleta afecta porque la mayoría del tiempo tenemos puestos zapatos en los pies. Los zapatos son calientes, oscuros y húmedos, el lugar perfecto para que crezcan los hongos.
- Un hongo puede causar piel seca, enrojecimiento, ampollas, picazón y descamación, esta condición puede ser difícil de curar.

Piel seca

- Puede causar picazón y ardor en los pies.

Verrugas

- Son crecimientos en la piel, causados por un virus. Pueden ser dolorosas y propagarse si no son tratadas.

Uñas encarnadas

- Se presentan cuando una parte de la uña se incrusta en la piel. Esto puede suceder, si no se cortan las uñas del pie en línea recta, de manera que las puntas de las uñas puedan verse sobre la piel. Las uñas encarnadas, son muy comunes en el dedo gordo.

Neuromas

- Son el resultado de una acumulación de tejido alrededor de un nervio inflamado en el pie. Pueden causar hormigueo, entumecimiento o dolor en el metatarso del pie y en los dedos del pie. Esto puede ocasionar que una persona pierda el equilibrio. Los zapatos que son muy estrechos, o que tienen tacones altos pueden empeorar el problema.

Dedos en Martillo

- Son causados por un encogimiento de los tendones, que controlan el movimiento de los dedos. La articulación del dedo crece y contrae el dedo hacia atrás. Con el tiempo, la articulación se agranda y se rigidiza a medida que va rozando contra los zapatos. Eso puede afectar el equilibrio de una persona.

Espolones

- Son prominencias óseas que crecen en los huesos de los pies. Son causados por estrés en los pies. Estar de pie por largos períodos de tiempo, usar zapatos que no calzan bien, o tener sobrepeso pueden empeorar los espolones. A veces los espolones no duelen; otras veces pueden causar dolor.

Pies hinchados

- Puede ocurrir cuando se ha estado de pie por mucho tiempo. Si los pies y los tobillos permanecen hinchados, eso puede señalar un problema de salud más grave. Consultar con el médico/a.

Alerta

- Tanto la Diabetes, como la Enfermedad Arterial Periférica, pueden producir una mala circulación de la sangre en los pies, lo cual puede causar que, cualquier lesión en el pie, se infecte muy fácilmente. Esto obliga, que el cuidado de los pies sea permanente y minucioso.

Dolor

- Puede ser manifestación de alteración mecánica, artrosis, déficit circulatorio.

Modificación de la temperatura del pie

- Por lo general relacionado con alteraciones circulatorias.

Alteración de la marcha (cojera)

- En la mayoría de los casos es expresión de dolor y tiende a ocurrir precozmente, en las lesiones de tobillo y pequeñas articulaciones.

Infección del lecho ungular

- Infección (bajo la uña), que incluso puede ulcerarse.

Neuropatía Diabética

- Pérdida de sensibilidad del pie en personas mayores, con mal control de la Diabetes, lo que puede generar graves problemas, al no sentir dolor en caso de una herida o quemadura.

Recomendaciones de Autocuidado

✓ Es recomendable lavar los pies todos los días, con agua y jabón, secarlos meticulosamente con toalla suave de algodón, especialmente entre los dedos. Para aquellas personas que no alcanzan a llegar a sus pies, pueden utilizar, si el caso lo requiere, un secador o ventilador con aire frío o tibio a 50 cm de distancia de sus pies.

✓ Al momento del lavado de pies, una vez secos, utilice una crema hidratante en las piernas y pies todos los días, para prevenir el resecamiento de la piel, posteriores fisuras que pueden llevar a infecciones y en las personas mayores con diabetes, a la amputación.

✓ No se debe colocar crema, entre los dedos, pues favorece la proliferación de hongos y bacterias.

✓ Tenga cuidado, si desea añadir aceites al agua de la tina, ya que éstos pueden hacer que sus pies y la tina se pongan muy resbalosos.

✓ Cuando se lave los pies, frote suavemente el callo o callosidad, si la tiene con una piedra pómez mojada, para ayudar a reducir su tamaño, si es diabético o tiene problemas circulatorios no lo haga.

✓ Para evitar una infección, no trate de sacar el callo o la callosidad, con una hoja de afeitar.

✓ Revise sus pies a menudo. Use un espejo para ver las plantas de los pies. Examine si tiene cortes, ampollas o uñas encarnadas. Si es necesario, pídale ayuda a un miembro de su familia.

✓ Si tiene diabetes, asegúrese de revisarse los pies todos los días.

✓ Acuérdese de elevar los pies cuando está sentado, eso ayuda la circulación de ellos, realice estiramientos, camine, haga un suave masaje de los pies o remoje los pies en agua tibia.

✓ Asegure que sus pies están secos, antes de ponerse los zapatos.

✓ Use zapatos cuando, está afuera de la casa.

✓ Si pasa sentado por largo tiempo, levántese y camine de vez en cuando.

✓ Si usualmente cruza las piernas, cambie de pierna o manténgalas sin cruzar frecuentemente.

✓ Si tiene problemas con los pies, consulte con médico/a para que lo examine e inicie un tratamiento y lo derive a un podólogo.

✓ Asegure que los zapatos están en óptimo estado:

  o Use zapatos cómodos que calcen bien, puede prevenir muchos problemas de los pies. A continuación encontrará algunos consejos para asegurar que los zapatos le calzan bien: La talla de zapatos puede cambiar a medida que usted envejece, así que siempre pida que le midan los pies antes de comprar zapatos. El mejor momento para medir los pies, es al final del día, cuando los pies están más grandes.

  o La mayoría de las personas tienen un pie más grande que el otro. Asegure que sus zapatos le calzan bien al pie más grande.

o No compre zapatos sin antes probárselos. La talla de los zapatos puede variar dependiendo del tipo de zapato, la marca y el estilo. Por ejemplo, es posible que la talla que usted usa para zapatillas no sea la misma que necesita para zapatos.

o Cuando está comprando, camine con los zapatos nuevos puestos, para asegurar que le quedan bien. Los talones de los zapatos no deben resbalarse hacia arriba y hacia abajo, cuando camina.

o Escoja zapatos que tienen la horma de su pie. Los estilos que tienen tacones altos o son puntiagudos, pueden dañar sus pies.

o Póngase de pie cuando se está probando un par de zapatos, para asegurar que hay un espacio de cerca de ½ centímetro entre sus dedos y la punta del zapato.

o Asegure que el metatarso del pie, calza cómodamente en la parte más ancha del zapato.

o No compre zapatos que los sienta muy apretados, pensando que se van a estirar.

o La parte superior de los zapatos debe ser fabricada con un material suave y flexible.

o Las suelas deben proporcionarle una tracción firme y no ser resbalosas. Las suelas gruesas amortiguan los pies cuando camina en superficies duras.

o Los zapatos de tacón bajo son más cómodos, más seguros y menos perjudiciales que los zapatos de tacón alto.

o Para prevenir los callos (hiperqueratosis) usar zapatos que le calcen bien.
✓ Si el Juanete (*Hallux valgus*) no es muy doloroso, debe elegir zapatos de horma ancha en el área de los dedos y en la parte de en medio del pie, (empeine) y use plantillas.
✓ Use un cortaúñas hecho especialmente para cortar las uñas de los pies. Las uñas encarnadas son muy comunes en el dedo gordo.
✓ Consulte con el médico/a puede remover la parte de la uña que está incrustada en la piel.
✓ Si tiene neuromas consulte con el médico/a, usar plantillas especiales en los zapatos puede ayudar.
✓ Si presenta dedos en martillo, un espacio más amplio en los zapatos. En casos muy graves, es posible que sea necesario realizar una cirugía por ello consulte con el médico/a.
✓ Si presenta espolones, consulte con el médico/a el tratamiento.
✓ Si tiene los pies hinchados consulte con el médico/a.
✓ Mejorar la circulación de la sangre en los pies puede ayudar a prevenir problemas. La exposición a temperaturas frías o calientes, la presión de los zapatos, el estar sentado durante períodos largos o el *tabaquismo* reduce el flujo de sangre en los pies. Incluso sentarse con las piernas cruzadas o usar ligas elásticas o calcetines ajustados pueden afectar la circulación.
✓ Usar medias o calcetines limpios, en lo posible de fibras naturales; algodón en el verano y lana

en el invierno. No usar medias zurcidas o rotas, con costuras, ajustadas u holgadas. No usar ligas, pues impiden la buena circulación sanguínea.

✓ Inspeccionar diariamente los pies: Si hay disminución de la visión o del movimiento, se debe solicitar ayuda a otra persona para la revisión periódica de los pies. También se puede utilizar un espejo para visualizar mejor la planta del pie. Buscar: ampollas, durezas, grietas, erosiones, zonas enrojecidas con calor local o inflamación, escamas o zonas de dolor.

✓ No aplicar calor directo (botella de agua caliente, almohadillas calientes, calentadores eléctricos, cobertores eléctricos) a los pies, ni estar muy cerca de la estufa, puede usar sabanas de polar, que mantienen muy bien el calor durante el invierno, particularmente en presencia de neuropatía.

✓ Realizar ejercicio o caminatas diarias con calzado cómodo. En casa puede realizar ejercicios con las piernas y pies. El tipo de ejercicio, intensidad, duración y frecuencia de cada sesión, deben estar adaptados según la condición física.

✓ El *sedentarismo* debe evitarse.

✓ Usa zapatos y zapatillas de levantarse bien ajustados y zapato deportivo.

✓ Es recomendable, usar medias anti-embolia o elásticas, durante el día, ya que sujetan las venas y mejoran la circulación. Deben ser prescritas por el médico/a y ponérselas inmediatamente después de levantarte.

✓ Eleve las piernas a lo largo del día, siempre que sea posible, y evite el estar de pie o estar sentado, por tiempo prolongado.

✓ Si debe permanecer sentado durante un largo período, conviene que mueva ambos pies en círculo unas 20 veces cada una hora. Esto favorecerá la circulación retrógrada hacia el corazón.

✓ Cuando esté sentado evita cruzar las piernas.

✓ Realice ejercicios, por ejemplo caminar con un ritmo moderado, porque la contracción muscular, fuerza el paso de la sangre, a través de las venas y minimiza la estrechez venosa.

Envejecimiento y Caídas

Conocimientos Básicos

"Las caídas se definen como acontecimientos involuntarios que hacen perder el equilibrio y dar con el cuerpo en tierra, u otra superficie firme, que lo detenga" (OMS, 2012). Esta precipitación suele ser repentina, involuntaria e insospechada y puede ser confirmada por el paciente o un testigo.

Una simple caída, puede cambiar su vida. Pregúntele a alguno de los miles de adultos mayores que se caen cada año y se rompen (fracturan) un hueso. Las caídas y accidentes, rara vez, ocurren sin razón. Mientras más cuidemos la salud y bienestar general, menos probabilidades habrán de sufrir una caída.

La caída es un síndrome (conjunto de síntomas y signos que se presentan independientemente de una enfermedad) común entre las personas mayores y no es constitutiva de la edad, sino que es un síntoma de que "algo anda mal". Es decir constituye una señal de alerta, que nos está avisando, por un lado, que debemos conocer sus causas y, por otro lado, debemos prevenir que las caídas sigan ocurriendo.

Las caídas, con su cascada de efectos, pueden rápidamente llevar a una persona mayor a la dependencia y a la postración. Y es esa dependencia y postración la que tenemos que evitar, dentro de lo posible.

Por tanto conocer las causa de las caídas, sus consecuencias y su prevención, es clave para el logro de la estrategia del envejecimiento saludable.

Asimismo veremos que las causas de las caídas son multifactoriales ya que se asocian a problemas de los sistemas sensorial, cognitivo, los pies, la marcha y el equilibrio, neurológico, cardiovascular de la persona mayor, medicamentos. Cualquiera de estos problemas puede aumentar la probabilidad de una caída.

Antiguamente no se les daba importancia porque la persona mayor no lo refería, no se preguntaba en la historia clínica, porque se consideraba un evento inevitable. Actualmente se cuenta con numerosos estudios que muestran su existencia y consecuencia de las caídas, factores que la provocan y sus causas multifactoriales, susceptibles de prevenirse.

Estas causas multifactoriales pueden deberse a factores intrínsecos (propias de las personas), extrínsecos (relacionadas con el medio ambiente) y mixtos.

Factores intrínsecos:

Cambios relacionados con la edad que pueden presentarse, el envejecimiento es individual cada persona, cada órgano y sistema envejecen a ritmos diferentes:

✓ Columna vertebral: Desplazamiento del centro de gravedad (cabeza y columna se inclinan hacia delante).
✓ Cadera: Rigidez articular en posición viciosa. Disminución de la movilidad articular. Insuficiencia muscular. Dismetría por acortamiento (fracturas antiguas, displasia de caderas).
✓ Rodilla: Inestabilidad progresiva. Disminución de la movilidad articular. Claudicación espontánea (dolor, insuficiencia neuromuscular).
✓ Pie: Atrofia de las células fibroadiposas del talón. Rigidez de las articulaciones interóseas. Atrofia muscular.
✓ Disminución de agudeza visual y alteración de la acomodación.
✓ Disminución de la sensibilidad propioceptiva (es el sentido que informa al organismo de la posición de los músculos, es la capacidad de sentir la posición relativa de partes corporales contiguas).
✓ Enlentecimiento de los reflejos.
✓ Sarcopenia, atrofia muscular.
✓ Alteraciones cenestésicas con reflejos correctivos más lentos.

- ✓ Disminución del tono y la fuerza muscular.
- ✓ Rigidez muscular.
- ✓ Aumento de la oscilación postural.
- ✓ Hipotensión ortostática (baja de presión al ponerse de pie).
- ✓ Alteraciones visuales y en el sistema vestibular.
- ✓ Enfermedades agudas y crónico-degenerativas, dentro de las cuales destacan la Osteoartritis, Arritmias, Hipotensión e Hipertensión arterial, Infarto agudo del miocardio, Tromboembolias pulmonares, Enfermedad cerebrovascular, Enfermedad de Parkinson, Epilepsia tardía, Hidrocefalia normotensa, Síncopes vágales, Hipoglucemias, Anemias, Desequilibrios hidroelectrolíticos, Intoxicaciones, Infecciones respiratorias.
- ✓ Entre los medicamentos están los diuréticos antihipertensivos, antidepresivos tricíclicos, sedantes, antipsicóticos, hipoglucemiantes, alcohol y la polifarmacia (uso de más de cuatro medicamentos).

Factores Extrínsecos: Ambiente General:

- ✓ Cuidado con las Mascotas:
- ✓ Iluminación:
    - o Demasiada oscuridad.
    - o Demasiada luz deslumbrante.
    - o Interruptores inaccesibles.
- ✓ Mobiliario:
    - o Obstrucción del paso.
    - o Muebles inestables.
    - o Ausencia de reposa-brazo.
    - o Respaldo de las sillas demasiado bajo.
- ✓ Cocina:
    - o Armarios y estantes, demasiados altos.
    - o Suelo húmedo o encerado.
    - o Sillas o mesas con patas inseguras.
- ✓ Baño, Tina o Ducha:
    - o Inodoro demasiados bajos.
    - o Cerrojos en las puertas de los baños.
    - o Ducha o tina sin apoyo.
    - o Tinas muy altas.
    - o Tinas o duchas sin antideslizantes.
- ✓ Escaleras:
    - o Altura excesiva entre los peldaños.
    - o Ausencia de pasamanos.
    - o Longitud inadecuada.
    - o Pendiente excesiva o demasiado larga.
    - o Suelo resbaladizo.
    - o Iluminación inadecuada.

✓ Dormitorio:
  o Camas demasiadas altas o demasiado bajas o estrechas.
  o Alfombras dobladas, ropas o zapatos desordenados.
  o Lámparas e interruptor de luz lejos de la cama, teléfono fuera del alcance de la persona.
  o Objetos en el piso.
✓ Botiquín de medicamentos:
  o Etiquetado incorrectamente.
✓ En otras habitaciones:
  o Cables eléctricos y del teléfono cerca de las de las áreas por dónde camina.
  o Alfombras sin fijación.
  o Muebles mal organizados.
  o Altura de sofás y sillas inadecuados.
✓ En las escaleras, pasillos y caminos:
  o Ausencia de señales que indiquen puertas de vidrio.
✓ En calles, plazas, jardines, cuidado con:
  o Aceras estrechas, con desniveles y obstáculos.
  o Pavimento defectuoso, mal conservado.
  o Semáforo de breve duración.
  o Banco de los jardines y plazas muy bajos o muy altos para la persona.
  o Pozas de agua.

✓ En los medios de transporte cuidado con:
- o Escalones de acceso inadecuados muy altos en autobuses, Metro, autos, tren, avión.
- o Movimientos bruscos del vehículo.
- o Tiempos cortos para entrar o salir.

Recomendaciones de Autocuidado

Como hemos analizado en el capítulo anterior, las caídas en las personas mayores constituyen un problema de salud importante, esta situación ha motivado a varios países, a financiar estudios dirigidos a prevenirlas.

Entre ellos el Instituto Nacional para la Salud y la Excelencia Clínica (NICE) del Sistema Nacional de Salud de Inglaterra, las Sociedades Británica y Americana de Geriatría recomiendan tres intervenciones efectivas para la prevención de caídas: Programas de Ejercicio, Revisión de los Medicamentos e Intervenir sobre los Riesgos del Hogar.

1. *Programas de Ejercicios*:

Hay evidencia científica sobre la efectividad de tres enfoques diferentes, de programas de actividad física, para reducir el riesgo de caídas: ejercicios en grupo, de componentes múltiples (que engloban ejercicios de resistencia, equilibrio y fuerza), Tai Chi como ejercicio grupal, y ejercicios de componentes múltiples prescritos de forma individual realizados en el hogar. En el siguiente capítulo desarrollaré la actividad física de las personas mayores.

2. *Revisión de los Medicamentos*:

El uso de fármacos es uno de los factores que contribuyen al riesgo de caídas. Es uno de los factores de riesgo de caídas más fácilmente modificables. La polifarmacia (consumo de cinco o más fármacos) es un importante factor de riesgo de caídas. El nivel de prescripción inadecuada (PI) también es elevado situándose, según diversos estudios, alrededor del 50% y los fármacos más habitualmente implicados en PI, son las benzodiacepinas.

El uso crónico de benzodiacepinas, en personas mayores, se ha relacionado con mayores alteraciones cognitivas, alteración de diversas funciones sensitivo-motoras y secundariamente inestabilidad postural relacionada con caídas y fracturas.

La mayor evidencia de la intervención sobre revisión de medicación, corresponde a la reducción y retirada de fármacos psicoactivos.

Los criterios STOPP (Herramienta de Tamizaje de Receta para Personas Mayores) recogen 65 indicadores de prescripciones potencialmente inapropiadas, que incluyen interacciones medicamento-medicamento y medicamento-situación clínica, duplicidad terapéutica y medicamentos que incrementan el riesgo de deterioro cognitivo y caídas en las personas mayores.

Entre los criterios STOPP se recoge un epígrafe específico de fármacos relacionados con el riesgo de caídas: H. Fármacos que afectan negativamente a los propensos a caerse (1 o más caídas en los últimos tres meses). Los grupos de fármacos que se contemplan en esta categoría son:

a. Benzodiacepinas (sedantes, pueden reducir el sensorio, deterioran el equilibrio).

b. Neurolépticos Pueden causar riesgo de confusión, hipotensión, caídas.

c. Antihistamínicos presentan efectos sedantes, pueden reducir la percepción sensorial y deteriorar el equilibrio, aumentando el riesgo de caídas).

d. Vasodilatadores de los que se sabe que pueden causar hipotensión en aquellos con hipotensión postural persistente, (descenso recurrente superior a 20 mm Hg de la presión sistólica) riesgo de síncopes, caídas.

Esta información es para vuestro conocimiento, cualquier duda debe consultarla con el médico/a, recuerde que la automedicación constituye un serio peligro para la salud de la persona mayor.

3. *Intervenir sobre los Riesgos del Hogar*:

Varios estudios han demostrado la eficacia de la intervención sobre la modificación de los riesgos del hogar en la prevención de caídas. Es recomendable hacer una revisión cuidadosa de los factores ambientales y modificación de los factores identificados.

A continuación le presentamos una lista de revisión para riesgos de caídas en toda la casa, revise si lo siguiente está en orden:

Casa en general

✓ Los pisos y muebles están en buenas condiciones, sin obstáculos que pudieran ocasionar tropiezos y caídas.
✓ Están bien fijos los bordes de las alfombras.
✓ No hay desorden en los pasillos o sitios estratégicos para la persona mayor, es decir, los libros, revistas, material de costura y juguetes de los niños se guardan tan pronto como acaban de usarlos.
✓ La luz es adecuada, es decir, brillante y sin destellos.
✓ Las luces de noche están en sitios estratégicos en toda la casa, sobre todo en escaleras y el camino del dormitorio al baño. Cuando es posible, se usan interruptores iluminados en las mismas localizaciones de alto riesgo.

✓ Las sillas y sofás tienen la altura suficiente para permitir que la persona mayor se siente y levante con facilidad.

✓ Los teléfonos están localizados de tal forma que las personas no tengan que apresurarse a contestarlos.

✓ Los cables eléctricos no se encuentran en los sitios de paso. Cuando es posible, se acortan y clavan al piso.

Baño

✓ Usa alfombra o adhesivo antideslizantes en la bañera o la ducha. Si se usa alfombra en el piso del baño, la superficie inferior es antideslizante.

✓ Tiene barras de apoyo en las áreas de la tina de baño, ducha e inodoro.

✓ Mantiene el jabón, las toallas u otros objetos de uso en el baño, con fácil acceso.

✓ El drenaje de agua es apropiado y usa cortina en su tina o ducha para evitar mojar el piso del baño.

✓ Tiene el interruptor de la luz del baño al lado de la puerta.

Dormitorio

✓ Tiene una lámpara o interruptor al alcance de la cama.

Cocina

✓ Los derrames se limpian pronto para evitar resbalones.
✓ Coloca los utensilios más usados a la altura de la cintura.
✓ Señala claramente el encendido y apagado de la cocina.
✓ La mesa y las sillas de la cocina son firmes y seguras.

Pasillos

✓ No hay desorden en los pasillos.
✓ Está libre de obstáculos el camino desde el dormitorio hasta el baño.
✓ Permanecen apartados del camino los cables del teléfono y de otros aparatos.

Iluminación

✓ Tiene interruptores cerca de todas las puertas y al principio y al final de las escaleras.
✓ Tiene iluminación suficiente para eliminar las áreas oscuras, especialmente las escaleras.
✓ Tiene luces nocturnas en el cuarto de baño y en el pasillo, que conduce del dormitorio al baño.

Escaleras

- ✓ Tiene barandillas seguras a ambos lados y a todo lo largo.
- ✓ Cuando es posible, se coloca cinta brillante antideslizante en el primer y último escalones para indicar dónde empieza y termina la escalera.

Calzado

- ✓ Tienen sus zapatos suela o tacones que eviten los deslizamientos.
- ✓ Utiliza zapatillas bien ajustadas y que no se salen del pie.
- ✓ Evita caminar descalzo.
- ✓ Sustituye el calzado cuando se gastan las suelas y pudiera resultar resbaladizo.

Otras recomendaciones

- ✓ Levántese siempre con lentitud después de comer, acostarse o descansar. El levantarse muy rápido puede hacer que su presión arterial se baje, lo cual podría darle la sensación de un desmayo.
- ✓ Mantenga la temperatura normal en su hogar, puesto que el tenerla, en un estado extremo (muy caliente o muy frío) le puede causar mareos. En el verano, tome mucho líquido y limite el ejercicio.

✓ Limite la cantidad de alcohol que consume. Hasta una pequeña cantidad puede afectar el equilibrio y los reflejos.

✓ Utilice zapatos de suela de goma y tacón bajo que sean un buen soporte para los pies. El caminar solamente con medias o zapatos de suela lisa en escaleras o en pisos encerados puede ser peligroso.

✓ Sujétese de los pasamanos cuando utilice las escaleras. Si tiene que llevar algún objeto al subir o bajar las escaleras, sujételo con una mano y con la otra utilice los pasamanos.

✓ No corra riesgos. Manténgase alejado de los pisos acabados de lavar.

✓ No se suba a una silla o mesa para tratar de alcanzar algo que esté demasiado alto.

✓ La cama debe ser lo suficientemente ancha que permita a la persona mayor moverse sin riesgo.

Envejecimiento y Actividad Física

Conocimientos Básicos

"Tenemos un remedio inmediato, seguro y confiable para algunos de los principales riesgos de salud relacionados al consumo insalubre. Es gratis. Funciona para ambos: para ricos y pobres, para hombres y mujeres, para jóvenes y mayores. Es la actividad física. Al menos treinta minutos todos los días". Gro Harlem Brundtland, Directora General, Organización Mundial de la Salud (Organización Mundial de la Salud, 2002).

El día tiene 1.440 minutos. ¡Programe 30 de ellos para realizar una actividad física!

El propósito de este libro es mantener la funcionalidad de las personas mayores, este capítulo trata justamente lo que promueve la OMS y lo que los estudios han demostrado, que la práctica de la actividad física y el ejercicio físico, permite a la persona mayor mantener la funcionalidad, retardar la dependencia o mantener la destreza en la movilidad, lo que involucra varios sistemas, como el corazón y los vasos sanguíneos, el sistema respiratorio, sistema nervioso, el sistema músculo esquelético y el sistema endocrinológico.

El ejercicio físico, proporciona al organismo actividad fisiológica en todos los tejidos que retardan las consecuencias del envejecimiento: En la actualidad, la actividad física y el ejercicio físico están considerados como la mejor inversión de la salud pública para el logro del envejecimiento saludable a escala mundial.

La *actividad física* se define como, todo movimiento corporal producido por el sistema músculo esquelético con gasto de energía, abarca a una amplia gama de actividades y movimientos que incluyen las actividades cotidianas, como caminar en forma regular, tareas domésticas, jardinería, etc.

El *ejercicio físico* es la actividad física que se planifica y se sigue regularmente. Se realiza con movimientos repetitivos, con el propósito de mejorar o mantener un componente especifico del estado físico.

Se denomina *sedentarismo*, a la realización de ejercicio físico, con una frecuencia menor de 3 veces por semana y menor de 30 minutos cada vez.

La realización de programas de ejercicios, en forma constante y por períodos prolongados, produce innumerables beneficios entre los que se pueden destacar:

- Conservar y mantenerla fuerza para poder seguir siendo independiente.

- Tener más energía para hacer las cosas que desea hacer.
- Mejorar el equilibrio.
- Prevenir o retrasar algunas enfermedades como la enfermedad cardíaca, la diabetes y la osteoporosis.
- Mejora la capacidad para el autocuidado.
- Favorece la integración del esquema corporal.
- Conserva más ágiles y atentos nuestros sentidos.
- Facilita las relaciones intergeneracionales.
- Aumenta los contactos sociales y la participación social.
- Incrementa la calidad del sueño.
- Aumenta la capacidad respiratoria y la oxigenación de la sangre.
- Mejora la capacidad funcional de aquellos individuos que presentan un déficit en la realización de las AVD (actividades de la vida diaria).
- Incrementa la longevidad.
- Reduce el riesgo de caída, debido a un aumento en la fuerza, flexibilidad y equilibrio.
- A nivel Cardiovascular: Incrementa la capacidad aeróbica, Mejora el desempeño miocárdico, Aumenta la capacidad diastólica máxima, Aumenta la capacidad de contracción del músculo cardíaco, Reduce las contracciones ventriculares prematuras, Evita la obesidad Mejora el perfil de lípidos

sanguíneos, Reduce la presión sistólica y diastólica, Mejora la resistencia a la insulina, Disminuye el tejido adiposo abdominal Reduce el porcentaje de grasa corporal, Reduce las lipoproteínas de baja densidad, Reduce el colesterol / lipoproteínas de baja densidad, Aumenta la tolerancia a la glucosa, Reduce el riesgo de formación de coágulos en los vasos y por tanto de trombosis y embolias.

- A nivel Osteoarticular: Favorece la movilidad articular, Aumenta la masa muscular magra, Retarda la declinación en la densidad mineral ósea, Aumenta la densidad ósea, Mejora la fuerza y la flexibilidad, Reduce el riesgo de fractura.
- A nivel de Bienestar: Aumenta la secreción de beta–endorfinas, Mejora el bienestar y la felicidad percibida, Aumenta los niveles de norepinefrina y serotonina, Disminuye el tiempo de reacción, Refuerza la actividad intelectual, gracias a la buena oxigenación cerebral.
- En el área mental, se observa una reducción de la sintomatología ansiosa, dado que la actividad física regular eleva los niveles de endorfinas, noradrenalina y serotonina, lo que genera estabilidad de ánimo y favorece un sueño reparador.
- El ejercicio mejora el rendimiento cognitivo en personas con demencia y trastornos cognitivos, en adultos mayores con baja autoestima producto de pérdidas en su

autonomía, la actividad física aumenta la autoestima y lleva a una mejora en la percepción de bienestar.

- La evidencia disponible demuestra que, en comparación con los adultos mayores menos activos, hombres y mujeres, las personas mayores físicamente activas: presentan menores tasas de mortalidad por todas las causas, cardiopatía coronaria, hipertensión, accidentes cerebrovasculares, diabetes de tipo 2, cáncer de colon y de mama, y depresión, un mejor funcionamiento de sus sistemas cardiorrespiratorio y muscular, y una mejor masa y composición corporal.

- El ejercicio es un antidepresivo, un antiestrés y mejora los estados de ánimo de las personas que participan en un programa de entrenamiento.

¿Quiénes deben hacer ejercicio?

La mayoría de las personas, independientemente de la edad, pueden hacer algún tipo de actividad física o ejercicio. Incluso, si tienen alguna enfermedad crónica, como una enfermedad cardíaca o diabetes, aún debe hacer ejercicio. Sin embargo, si tiene más de 60 años y no está acostumbrado al ejercicio activo, es recomendable que consulte antes con su médico/a, también deberá consultar con un médico/a si presenta o padece de lo siguiente:

- Un síntoma nuevo del que todavía no ha hablado con el médico/a.
- Mareos o respiración cortada.
- Dolor o presión en el pecho.
- Una sensación de que el corazón está saltando, o palpitando aceleradamente o agitadamente.
- Coágulos sanguíneos.
- Una infección o fiebre acompañada de dolor muscular.
- Pérdida de peso, no planeada.
- Lesiones en los pies o los tobillos que no sanan.
- Edema de las articulaciones.
- Una retina desprendida o que está sangrando, una cirugía de ojos o un tratamiento, de los ojos con rayos láser.
- Una hernia.
- Una cirugía reciente de cadera o de espalda.

Recomendaciones para asegurar que el ejercicio sea efectivo y seguro sin riesgo de lesiones para la persona mayor: Calentamiento, Parte Principal y "Vuelta a la Calma".

El calentamiento es el proceso activo que se realiza previo a la parte principal del ejercicio y prepara a la persona física, fisiológica y psicológicamente para una actividad más intensa que la normal. Antes de iniciar la práctica del ejercicio, una correcta entrada en calor permitirá rendir más, tener un menor riesgo de lesiones y fundamentalmente disponer del máximo de energía para disfrutar plenamente de la actividad.

El objetivo del calentamiento es ingresar de forma progresiva al nivel de actividad deseado, logrando una adaptación del corazón, circulación y respiración, así como de músculos y tendones, al principio de cada sesión de ejercicios.

La intensidad será menor a la actividad que se desarrollará, y se incrementará progresivamente hasta alcanzar el nivel de esfuerzo de la actividad central. Nuestro corazón no tiene capacidad para duplicar su ritmo en forma instantánea, se necesita por lo tanto, de un periodo variable de tiempo para que todos estos sistemas trabajen con seguridad y eficiencia. Se pueden hacer movilizaciones de articulaciones, calentamiento de articulaciones a través de masajes y ejercicios de activación cardio-respiratoria. Tome agua antes, durante y después de la sesión de ejercicios.

En la segunda etapa la planificación de esta etapa, debe contener las cuatro categorías básicas: Fortalecimiento, Equilibrio, Resistencia y Estiramiento.

La tercera etapa es la "Vuelta a la Calma". En esta etapa la persona mayor debe volver a la situación inicial a través de ejercicios de relajación, de movilidad articular y concentración. Por ejemplo, si al inicio de la actividad empecé con 80 pulsaciones por minutos, a medida que aumento la intensidad del ejercicio sube la frecuencia cardiaca por ejemplo a 120 pulsaciones por minuto, lo ideal es hacer relajación para terminar la actividad física con el mismo número de pulsaciones por minuto en este caso 80 pulsaciones por minutos.

Existen cuatro tipos de ejercicios, las personas mayores necesitan un poco de cada uno, a continuación analizaremos cada uno con sus beneficios, tipos de ejercicios y para que nos sirven en la vida diaria, esto es lo que en definitiva impacta en el mantenimiento de la funcionalidad, al mismo tiempo las precauciones que se deben tener al realizar cada tipo de ejercicio y la cantidad y frecuencia.

1.- *Los ejercicios de resistencia cardiovascular.*

Aumentan el ritmo de los latidos del corazón y el ritmo de la respiración por un período prolongado de tiempo. Las actividades de resistencia cardiovascular moderada, incluyen caminar enérgicamente, nadar, bailar y andar en bicicleta. Los beneficios de los ejercicios de resistencia son mejorar la salud del corazón, de los pulmones y del sistema circulatorio, a mantener controlada la tensión arterial, mantener los niveles de glicemia normales, aumentar el vigor y mejorar el funcionamiento de todos los aparatos y sistemas del cuerpo al aumentar el flujo sanguíneo, ayudar a prevenir o retardar algunas enfermedades crónicas degenerativas como las enfermedades del corazón, hipertensión y diabetes entre otras.

En la vida diaria, realizar ejercicios de resistencia permite soportar mejor actividades de mayor fuerza, por ejemplo caminar más rápido cuando se va atrasado a realizar un trámite, subir y bajar escaleras con un ritmo más ágil.

Para prevenir accidentes o alteraciones de su salud al realizar ejercicios de resistencia póngale atención a su cuerpo. ¿Es posible que la actividad esté haciéndolo sentirse mal o muy cansado? Las actividades de resistencia no deben hacerlo respirar tan rápido que no puede hablar. No deben causarle mareos, dolor o presión en el pecho.

A medida que va envejeciendo, es posible que usted no sienta sed a pesar de que su cuerpo necesita líquidos. Asegúrese de tomar líquidos durante cualquier actividad que lo haga sudar. Seguir esta recomendación es importante durante todo el año, pero es particularmente importante durante las temporadas de clima caliente.

Las personas mayores pueden ser afectadas por el calor y el frío más que otras personas. En casos extremos, demasiado calor puede causar una insolación y las temperaturas muy frías pueden resultar en una bajada peligrosa de la temperatura del cuerpo. Si usted va a salir al aire libre, vístase usando varias prendas en capas, para que así pueda añadir o quitarse alguna prenda como sea necesario. Cuando no es posible estar afuera, tal vez quiera probar actividades que pueden hacerse adentro. Por ejemplo:

- Si usted tiene escaleras en la casa, suba y baje las escaleras varias veces seguidas.
- Camine en el centro comercial o en el supermercado.

Cualquiera que sea la actividad que escoja, manténgase fuera de peligro. Para prevenir lesiones, asegúrese de usar equipos de seguridad. Por ejemplo, use un casco de seguridad cuando ande en bicicleta. Cuando va caminando, ponga atención a las ramas bajas de los árboles y a las aceras desniveladas. Camine durante el día o en áreas bien iluminadas en la noche, y manténgase consciente de su entorno. Pídale a alguien que lo acompañe. Use zapatos adecuados.

Haga una actividad liviana, tal como una caminata lenta, antes y después de sus actividades de resistencia para calentarse y enfriarse.

Cantidad y Frecuencia: si usted no ha estado activo desde hace mucho tiempo, es particularmente importante progresar poco a poco. Es posible que tome un poco de tiempo pasar de un estilo de vida inactivo, establecido por mucho tiempo, a hacer ejercicios. Empiece haciendo las actividades por 5 ó 10 minutos a la vez, y luego aumente a por lo menos 30 minutos de actividad de resistencia de intensidad moderada. Hacer menos de 10 minutos a la vez no le dará los beneficios que desea para su corazón y sus pulmones. Trate de progresar a por lo menos 30 minutos de actividad de resistencia de intensidad moderada la mayoría de los días o todos los días de la semana. Todos los días es mejor. Pero recuerde que éstas son metas, no reglas. Algunas personas podrán hacer más. Asegúrese de establecer metas realistas basadas en su salud y en sus habilidades.

2.- *Los ejercicios de fortalecimiento.*

Desarrollan tejido muscular y reducen la pérdida muscular relacionada con la edad. Las personas mayores pueden perder del 20 al 40% de su tejido muscular a medida que envejecen (sarcopenia). Cambios pequeños en el tamaño muscular pueden lograr un cambio grande en la fuerza. Ayudar a prevenir la pérdida ósea (osteoporosis) y aumentar el metabolismo para mantener el bajo peso y el azúcar en la sangre. Fortalecer en general a la persona como para mantenerse activa e independiente.

Realizar ejercicios de fortalecimiento, lo ayudara en la vida diaria a mantener la estabilidad corporal al cruzar una calle, subir al autobús, mantener el equilibrio cuando el bus está en movimiento, subir y bajar escaleras, subir y bajar de un auto. Levantarse de una silla con agilidad, mejorar su equilibrio.

Precauciones a tenerse en cuenta al realizar ejercicios de fortalecimiento: No contenga la respiración durante los ejercicios de fortalecimiento. Contener la respiración cuando está haciendo esfuerzo puede causar cambios en la presión sanguínea. Esto es especialmente cierto para las personas que tienen enfermedades cardiacas. Respire normalmente, inhale lentamente por la nariz y exhale lentamente por la boca. Es importante respirar correctamente al realizar los ejercicios de fortalecimiento, inhalando cuando levanta y exhalando cuando relaja los músculos. Evitar los movimientos bruscos. Para prevenir lesiones, no use movimientos bruscos con las pesas. Use movimientos suaves y continuos.

Para muchos de los ejercicios será necesario que use una silla. Escoja una silla firme que sea lo suficientemente estable para soportar su peso cuando está sentado o cuando está sosteniéndose de ella para hacer los ejercicios.

Un dolor leve en los músculos que dura unos días y un poco de fatiga son normales después de hacer los ejercicios que aumentan el tamaño de los músculos, por lo menos al principio. Después de hacer estos ejercicios por unas semanas, probablemente no se sentirá adolorido después de completar la sesión de ejercicios.

Cantidad y frecuencia: Se recomienda hacer ejercicios de fortalecimiento para los principales grupos musculares al menos dos veces a la semana en sesiones de 30 minutos cada una, pero no ejercite el mismo grupo de músculos durante 2 días seguidos.

Se realizan con una variedad de elementos que incluyen bandas elásticas, equipos de pesas, sustitutos para las pesas tales como botellas de plástico o medias llenas de porotos o arena. Tome 3 segundos para levantar o empujar una pesa a la altura o lugar deseado.

Mantenga la posición por 1 segundo, y tome otros 3 segundos para regresar a la posición inicial. No deje caer la pesa bruscamente es muy importante bajarla o moverla lentamente.

Dependiendo de la condición de la persona puede empezar con ½ kilo y aumentar el peso gradualmente. Use una pesa liviana la primera semana y luego, gradualmente, vaya agregando más peso.

Comenzar el programa de ejercicios usando pesas que son demasiado pesadas puede causarle lesiones. Agregue más peso gradualmente. Necesita desafiar a sus músculos para alcanzar el máximo beneficio de los ejercicios de fortalecimiento.

Trate de hacer de 10 a 15 repeticiones para cada ejercicio. Si no puede hacer tantas repeticiones al principio, haga las que pueda. Es posible que con el tiempo pueda ir aumentando hasta cumplir esa meta.

La fuerza de los músculos aumenta con el tiempo. Cuando pueda hacer fácilmente 2 series de 10 a 15 repeticiones, aumente la cantidad de peso en la próxima sesión.

Una repetición es un movimiento completo en un ejercicio y una serie es un grupo de repeticiones.

Recomendaciones de Autocuidado

Modelos de ejercicios de fortalecimiento:

Levantamiento Lateral de los Brazos:

1. Siéntese en una silla.
2. Ponga los pies apoyados en el suelo, separados, paralelos a los hombros.
3. Los brazos derechos a ambos lados, las palmas hacia adentro.
4. Levante los brazos hacia los costados, hasta la altura de los hombros.
5. Mantenga esa posición por 1 segundo.
6. Lentamente baje los brazos.
7. Repita 10-15 veces.
8. Descanse; luego repita 10-15 veces más.

A medida que va progresando, use pesas más pesadas. Este ejercicio fortalecerá sus hombros y hará que sea más fácil levantar las bolsas llenas del supermercado.

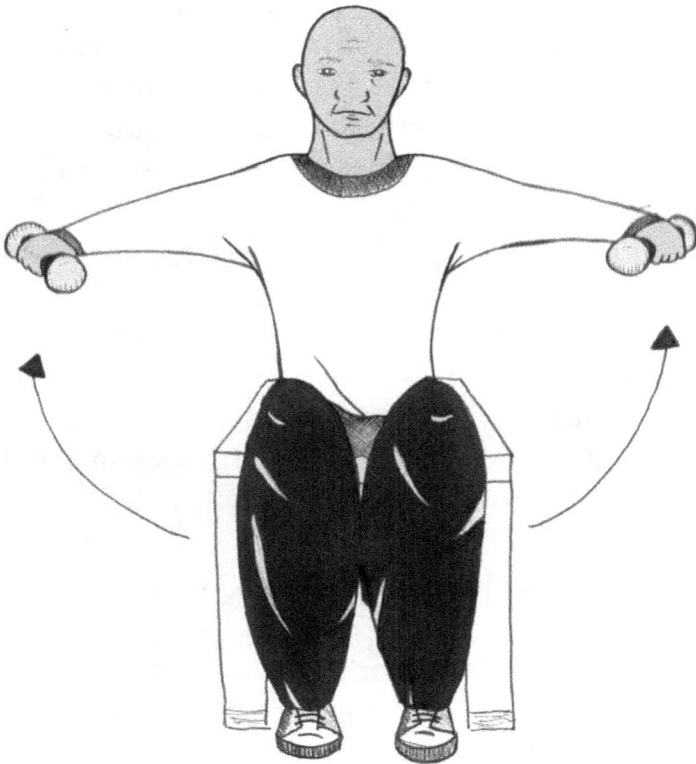

Levantarse de una silla:

1. Ponga las almohadas contra el respaldo de la silla.
2. Siéntese en la parte de adelante de una silla firme y sin brazos, con las rodillas dobladas, los pies contra el piso, separados y alineados con los hombros.
3. Reclínese sobre la almohada, con las manos cruzadas sobre el pecho, en posición semi-reclinada, mantenga la espalda y los hombros rectos durante todo el ejercicio.
4. Levante la parte superior del cuerpo hasta que quede sentado derecho, usando las manos lo menos posible.
5. Lentamente póngase de pie, usando las manos lo menos posible.
6. Lentamente vuelva a sentarse.
7. Mantenga derechos los hombros y la espalda durante todo el ejercicio.
8. Repita 10-15 veces.
9. Descanse; luego repita 10-15 veces más.

Este ejercicio, el cual fortalece su abdomen y sus muslos, hará que sea más fácil entrar y salir del automóvil. Si actualmente usted tiene problemas con las rodillas o la espalda, hable con su médico/a antes de tratar de hacer este ejercicio.

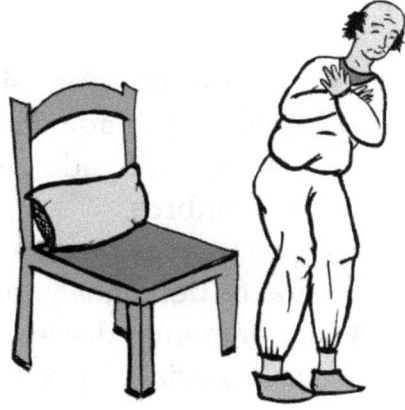

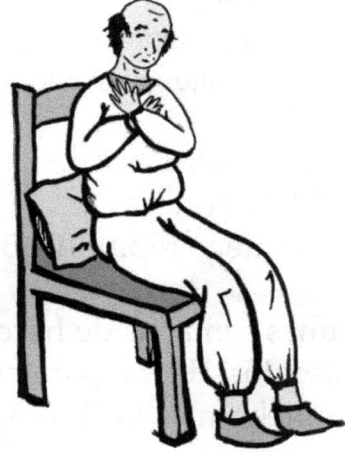

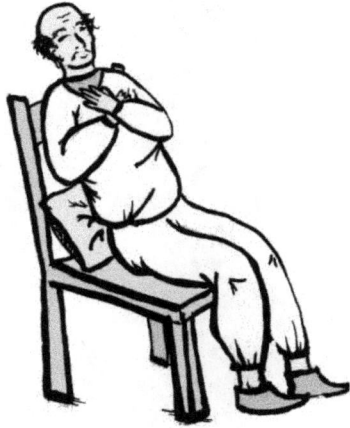

Ejercicios de Bíceps:

1. Siéntese en una silla sin brazos, con la espalda apoyada en el respaldo de la silla.
2. Los pies apoyados en el suelo y paralelos a los hombros.
3. Sostenga las pesas a ambos lados del cuerpo, brazos derechos y, palmas hacia adentro.
4. Lentamente doble un codo, levantando el peso hacia el pecho. (Rote la palma de la mano hasta enfrentar el hombro mientras levanta la pesa).
5. Mantenga la posición 1 segundo.
6. Lentamente baje el brazo hasta la posición inicial.
7. Repita con el otro brazo.
8. Repita 10-15 veces.
9. Descanse; luego repita 10-15 veces más.

Después de unas semanas de hacer estos ejercicios para los músculos de la parte superior de sus brazos, será mucho más fácil tomar la bolsa de las compras.

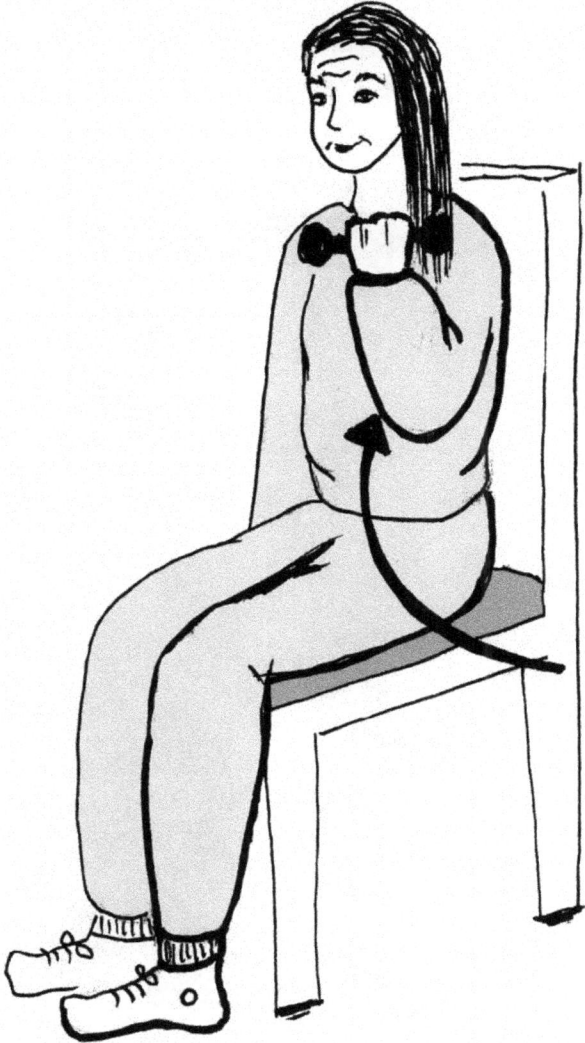

3.- Ejercicios de Equilibrio.

El mantenimiento del equilibrio asegura una adecuada respuesta postural, permitiendo reaccionar ante nuevas situaciones. Al mejorar el equilibrio y la postura ayuda a prevenir las caídas que son una de las causas principales de la discapacidad en las personas mayores.

Cantidad y Frecuencia: usted puede hacer los ejercicios de equilibrio tan a menudo como quiera. Los ejercicios son parecidos a los ejercicios para fortalecer la parte inferior del cuerpo, los cuales también pueden mejorar su equilibrio. Haga los ejercicios de fortalecimiento 2 o más días por semana, pero no durante dos días seguidos.

Precauciones a tener en cuenta al realizar ejercicios de equilibrio: Si carece de buena estabilidad, los ejercicios deben realizarse apoyándose en una mesa, silla, pared, o con otra persona, en caso de que se necesite ayuda. A medida que se progrese, se debe tratar de hacer los ejercicios sin apoyo.

Tipos de ejercicios de equilibrio:

Extensión de Pantorrillas:

1. Párese derecho, apoyándose en el borde de una mesa o respaldo de una silla para equilibrarse.
2. Lentamente párese en punta de pie, lo más alto posible.
3. Mantenga la posición.
4. Lentamente baje los talones hasta apoyar todo el pie en el suelo.
5. Repita 10-15 veces.
6. Descanse; luego repita 10-15 veces más.

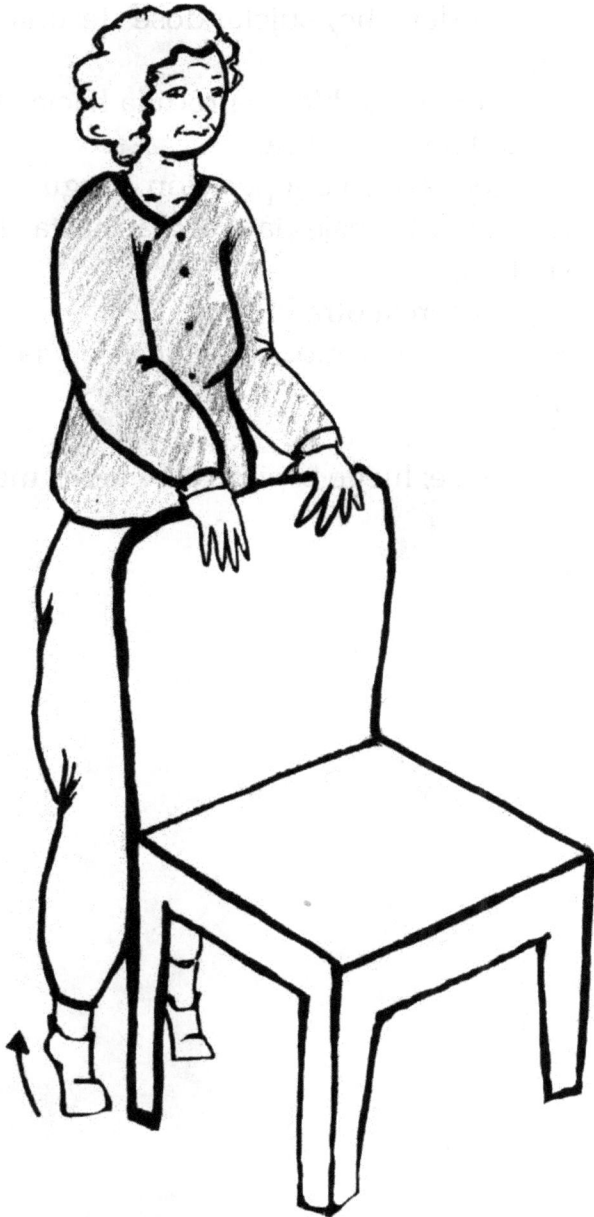

Flexión de cadera:

1. Párese derecho, sujetándose de una mesa o silla.
2. Lentamente doble una rodilla hacia el pecho, sin doblar la cintura.
3. Manténgase en esa posición 1 segundo.
4. Lentamente baje la pierna hasta tocar el suelo.
5. Repita con la otra pierna.
6. 6Agregue las modificaciones en la medida que progrese.
7. Repita 10-15 veces.
8. Descanse; luego repita 10-15 veces más.

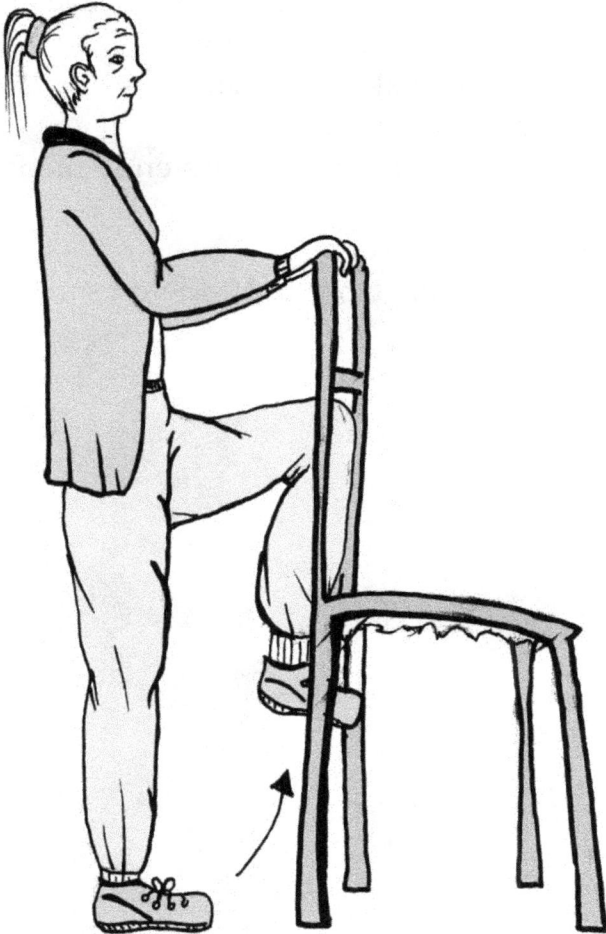

Extensión de Cadera:

1. Párese a 3 0 -4 5 cm. de la mesa o silla.
2. Inclínese a la altura de las caderas; sujétese de la mesa o silla.
3. Lentamente levante una pierna hacia atrás.
4. Manténgase en esa posición.
5. Lentamente baje la pierna.
6. Repita con la otra pierna.
7. Agregue las modificaciones en la media que progrese.
8. Repita 10-15 veces.
9. Descanse; luego repita 10-15 veces más.

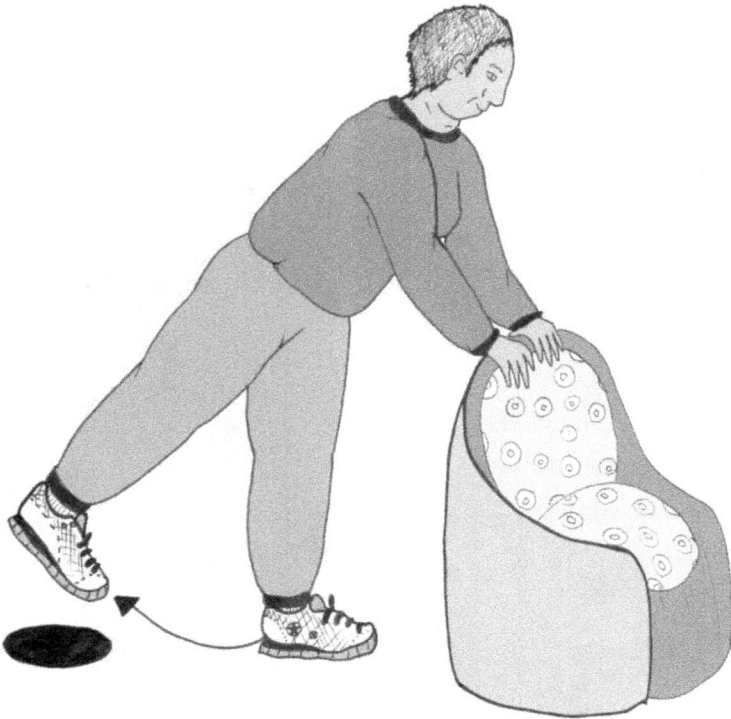

Levantamiento Lateral de la Pierna:

1. Párese derecho, directamente detrás de la mesa o silla, los pies ligeramente separados.
2. Sujétese de la mesa o silla para equilibrarse.
3. Lentamente levante una pierna hacia el lado.
4. Manténgase en la posición.
5. Lentamente baje la pierna.
6. Repita con la otra pierna.

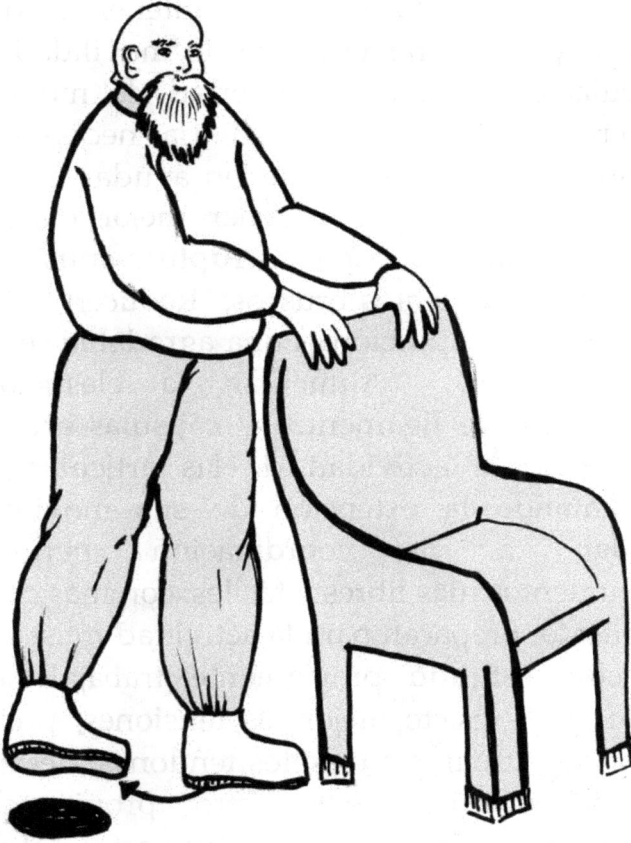

4.- *Los ejercicios de estiramiento.*

Los ejercicios de estiramiento son actividades que mejoran la flexibilidad, ayudando a doblar y estirar el cuerpo.

Los beneficios ayudan a mantener flexible el cuerpo y a mejorar el rango de movilidad de las articulaciones, dan más libertad de movimiento para realizar las actividades diarias necesarias para la vida independiente, pueden ayudar a prevenir las lesiones, ya que al tener mejor elasticidad, existe un menor riesgo de ruptura muscular, en caso de movimientos bruscos. Reducen la tensión muscular y proporcionan una agradable sensación de relajación. Aumentan la elasticidad y flexibilidad de ligamentos y cápsulas articulares, mejorando la actividad de las articulaciones y aumentando la extensión de sus movimientos, ayudan a la coordinación permitiendo movimientos más libres y fáciles, con más control y equilibrio, preparan para la actividad muscular: un músculo estirado previamente trabaja mejor y rinde más, resiste mejor las tensiones, previenen lesiones musculares y de los tendones, desarrollan el conocimiento de nuestro propio cuerpo, mientras se estiran las diferentes partes del cuerpo vamos tomando conciencia de él. Los estiramientos mejoran la circulación sanguínea y la oxigenación de los músculos.

Los ejercicios de flexibilización ayuda en la vida diaria a mantener la estabilidad corporal al cruzar una calle, subir al autobús, mantener el equilibrio cuando el bus está en movimiento, subir y bajar escaleras, subir y bajar de un auto. Levantarse de una silla con agilidad, mantenerse flexibles para realizar actividades personales como vestirse, cortarse las uñas, bañarse, realizar actividades de casa, recoger un objeto del suelo, ir de compras, limpiar vidrios.

Precauciones a tener en cuenta al realizar ejercicios de flexibilización los movimientos deben ser lentas, nunca abruptas o forzadas, el estiramiento puede causar molestia breve o tensión, pero nunca dolor. Siempre haga un calentamiento antes de hacer los ejercicios de estiramiento. Haga ejercicios de estiramiento después de hacer los ejercicios de resistencia y fortalecimiento.

Ejemplos de Ejercicios de Flexibilización:

Elongación de músculos de la parte baja de la pierna:

1. Pararse con las manos contra la pared con los brazos extendidos.
2. Lleve una pierna atrás apoyando talón completo.
3. Mantenga esa posición durante 3 segundos.
4. Repita con la otra pierna.

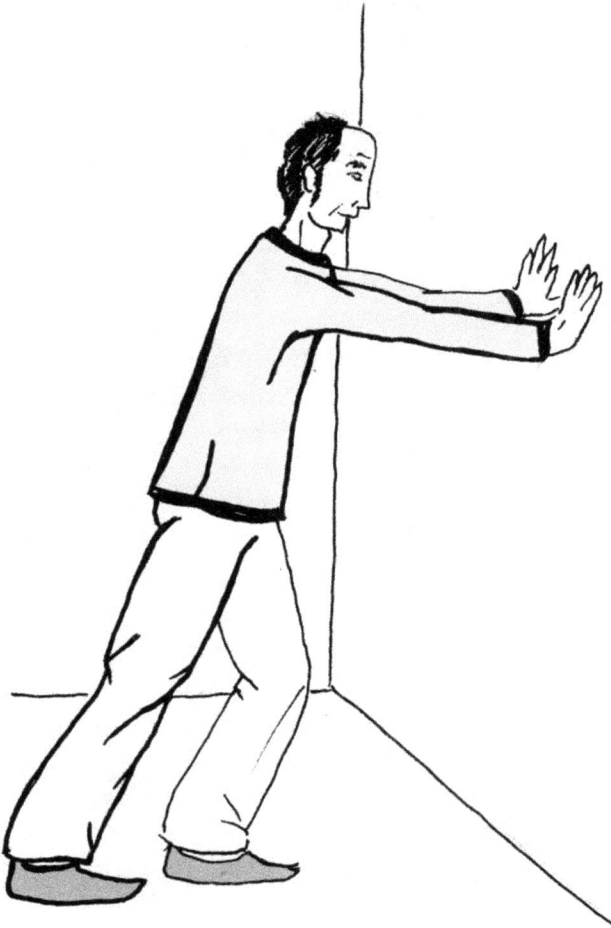

Elongación del tríceps:

1. Sostenga la toalla con su mano derecha.
2. Levante y doble su brazo derecho de manera de deslizar la toalla por la espalda.
3. Tome el extremo de la toalla con la mano izquierda.
4. Cambie de posiciones.

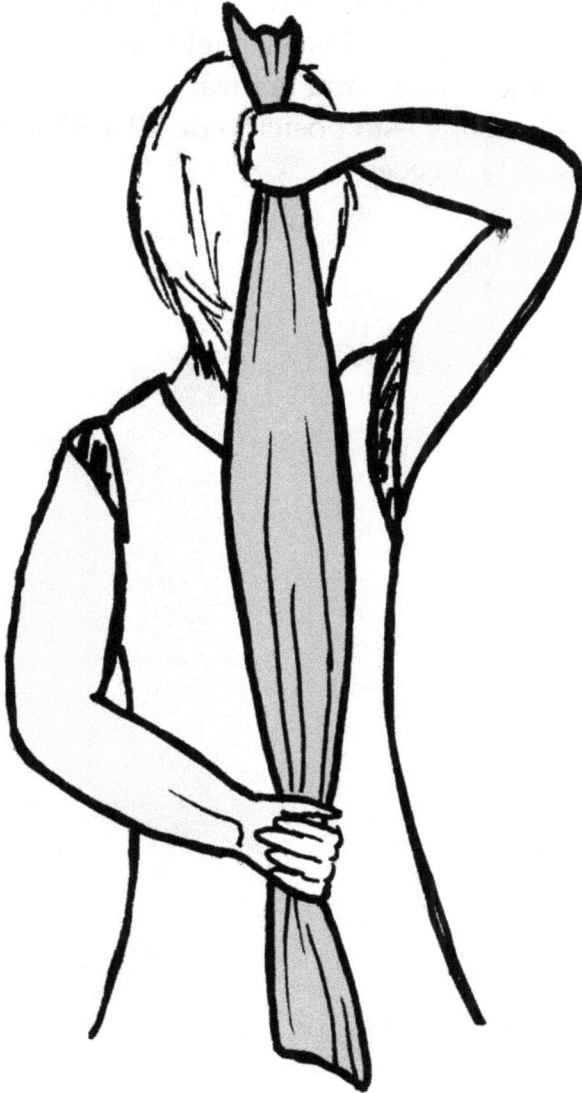

Elongación de las muñecas:

1. Junte las manos como en posición de orar.
2. Levante los codos de manera que los brazos queden paralelos al suelo manteniendo las manos una contra la otra.
3. Mantenga esta posición de 10 a 30 segundos.
4. Repita 3 veces.

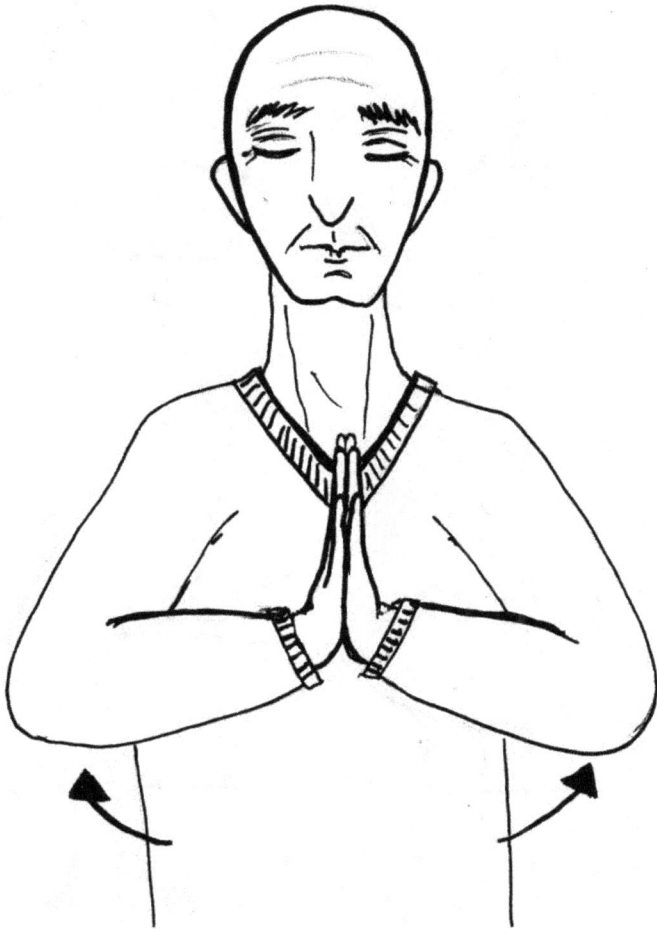

Ejercicio de rotación de cabeza y cuello:

1. Acostado de espalda o sentado en una silla gire la cabeza lentamente de un lado a otro.
2. Mantenga la posición a la izquierda 1 segundo y cambie a la derecha.

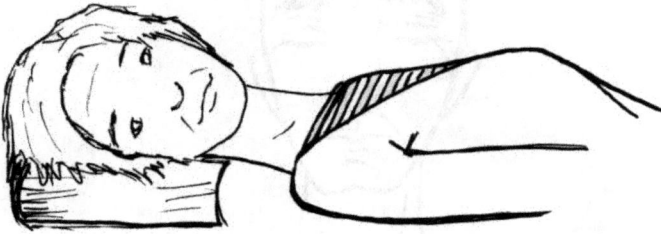

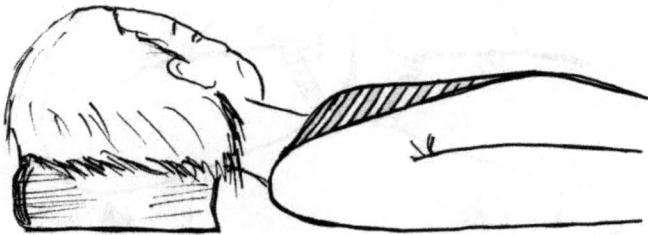

Estiramiento de isquiotibiales:

1. Siéntese de lado en un banco.
2. Mantenga una pierna estirada sobre el banco.
3. Mantenga la otra pierna fuera del banco, con la planta del pie apoyada en el suelo.
4. Enderece la espalda.
5. Inclínese hacia delante desde las caderas hasta que sienta el estiramiento en la pierna sobre el banco, manteniendo hombro y espalda derechos, en el caso de los adultos mayores que usen prótesis de cadera omitir este ejercicio, a no ser que sea autorizado por el médico/a.
6. Repita con la otra pierna.

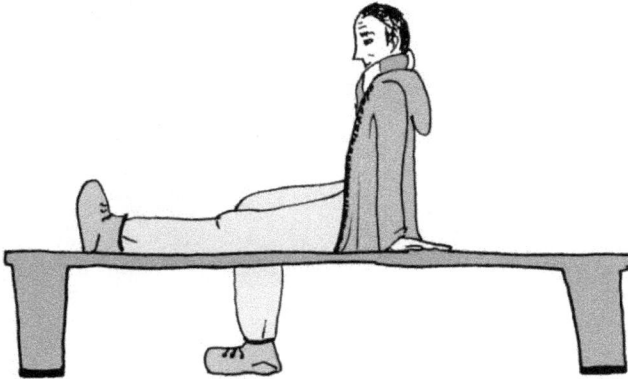

Controles de Salud

Del predominio de las enfermedades infecto contagiosas hemos pasado a las no transmisibles. Este hecho nos enfrenta a un desafío: Las enfermedades infecto-contagiosas se expresan desde su inicio, en cambio las enfermedades no transmisibles tienen un comienzo larvado, sin sintomatología clara.

Esto es aún más relevante en las personas mayores, cuya sintomatología es diferente. Prevenir, donde hay sintomatología larvada, es difícil, más aún en una cultura que no tiene incorporada la prevención.

La incorporación del examen de medicina preventiva en las garantías AUGE, ha dado aún más énfasis a esta acción anticipatoria. Acción que intenta evitar o postergar la dependencia. Dependencia tan temida por las personas mayores y sus familias.

Existen hoy día claras evidencias que las acciones preventivas, realizadas oportunamente por el equipo de salud, con continuidad en el tiempo, tienen un efecto.

Efecto que impide la instalación de la discapacidad, o retarda esta instalación. Todo lo anterior no tendría ningún sentido si no traducimos todo lo observado y detectado, en una intervención, ya que será esta intervención la que pondrá en acción los mecanismos reparadores del daño o impedirá que el daño se profundice y expanda.

Nos referimos específicamente a las respuestas que demos frente a los factores de riesgo biopsicosociales detectados. Factores de riesgo tales como: limitaciones en la realización de las actividades de la vida diaria, limitaciones cognitivas, cardiovascular, actividad física, uso de fármacos, bajo acceso a la educación, alteraciones de extremidades superiores e inferiores, estado de ánimo, y otras.

Debemos aprender de la experiencia Japonesa, la esperanza de vida de los japoneses es de 85 años, ellos tienen un promedio de 13 controles al año.

El Control de Salud debe formar parte del autocuidado de las personas mayores, debe ser anual, la forma más efectiva de cuidarse, es conocer cómo está mi salud, es decir, cuáles son mis niveles de glicemia, mi presión arterial, mi colesterol, como funciona mi hígado, mi tiroides, al mismo tiempo esto, me permite saber si los autocuidados que he mantenido, como por ejemplo, practicar de ejercicios en forma regular, alimentación saludable han tenido el impacto deseado en mi salud.

Si los resultados son normales, debo estar tranquila, porque los esfuerzos que hago para cuidar mi salud son los adecuados, si los resultado están alterados debo estudiar en conjunto con mi médico/a o enfermero/a, que está pasando con mi salud, o saber en qué he fallado y como corregirlo.

Esta mirada del autocuidado de la salud, de las personas mayores, coincide con el informe del Panel de Ciencias de Longevidad de Reino Unido, (Octubre del 2014) en el señala que "el aumento de la expectativa de vida de las personas puede ser incrementado de mejor manera a través de simples medidas, como el ejercicio, la alimentación sana y la mejora en el uso de los tratamientos que hoy existen, en vez de esperar algún descubrimiento sobre el antienvejecimiento".

Los Controles de Salud son visitas programadas al médico/a y/o la enfermero/a de su centro de salud, tienen por objetivo prevenir las Enfermedades Cardiovasculares y otras enfermedades, detectando lo más precozmente posible, los factores de riesgo que la producen, y si éstos son detectados iniciar su tratamiento, ingresando a los Programas de Controles que corresponda.

A continuación analizaremos los signos vitales, mediciones antropométricas, factores de riesgo cardiovascular, funcionalidad, déficits sensoriales, riesgo de caídas, factores de riesgo de dependencia, que es necesario controlar, a lo menos una vez al año.

Presión Arterial: Si usted no es hipertenso, es necesario que su médico/a o enfermero/a le tome la presión arterial al menos una vez al año.

La Presión Arterial de la persona mayor se clasifica en:

Óptima menor a 120/80 mm Hg

Normal 120/80 mm Hg a 129/84 mm Hg

Normal alta de 130/85 mm Hg a 139/89 mm Hg

Hipertensión arterial mayor o igual a 140/90 mm Hg

Si usted no es hipertenso y en una toma de presión arterial, el resultado es mayor o igual a 140/90 mm Hg, será necesario tomarla dos veces más, para confirmar o descartar una hipertensión arterial (Guía Hipertensión Arterial MINSAL 2010).

Si su presión arterial es normal o normal alta, será necesario seguir las instrucciones que le dará el médico/a, para prevenir ser Hipertenso.

Si es hipertenso, es muy importante que asista regularmente a los Controles de la Hipertensión Arterial y que cumpla con las medidas de alimentación saludable, control de la sal, realizar actividad física (30 minutos de caminata rápida), no fumar y tomar en forma muy disciplinada sus medicamentos, si están indicados por el médico/a.

Hipotensión ortostática: A lo menos, una vez al año, debe tener una toma de presión sentado y de pie, si hay una diferencia en la presión sistólica a la baja entre estar sentado y de pie de más de 20 mm Hg, por ejemplo si su presión sentado es de 130/85 mm Hg al ponerse de pie con un minuto de intervalo es de 110/85 mm Hg, la presión sistólica disminuyó en 20 mm Hg, está con hipotensión ortostática, esto produce mareos y puede ser causa de una caída. Su médico/a deberá estudiar la causa de este problema y tratarla.

Glicemia: Si usted no es diabético, es necesario hacerse una glicemia anual.

La Glicemia de las personas mayores se clasifica en (Guía Clínica Diabetes MINSAL 2010):

Normal: Glicemia en ayunas menor a 100 mg/dl

Pre-diabetes: Glicemia en ayunas entre 100 mg/dl y 125 mg/dl

Diabetes: Glicemia en ayunas mayor o igual a 126 mg/dl

Si es pre-diabético, será necesario seguir las instrucciones, que le dará el médico/a para prevenir llegar a ser diabético.

Si es diabético, es muy importante que asista regularmente a los Controles de la Diabetes y que cumpla con las medidas de alimentación saludable y actividad física (30 minutos de caminata rápida), no fumar, tener controlada su presión arterial y el colesterol y tomar en forma muy disciplinada sus medicamentos, si están indicados por el médico/a.

Niveles de colesterol en la sangre: Si usted no tiene el colesterol alto, es necesario hacerse un examen de colesterol total una vez al año.

El Colesterol se clasifica de la siguiente manera:

Colesterol Total normal menos de 200 mg/dl

LDL-colesterol, el llamado "colesterol malo", normal es menor a 100 mg/dl

HDL- colesterol, (colesterol bueno), normal mayor a 35 mg/dl

Triglicéridos menores a 150 mg/dl

El médico/a le indicará hacerse un perfil lipídico si es necesario.

Estado Nutricional: Al menos una vez al año, es necesario que lo pesen y midan, para poder calcular el Índice de Masa Corporal (IMC) a través de la fórmula Peso/Talla x Talla.

Peso: Controlar el peso con la menor cantidad posible de ropa. Si se registra baja de peso >5% del peso corporal en los últimos seis meses sin hacer dieta, se debe controlar con médico/a. La baja de peso puede constituir una señal de enfermedad o puede estar asociada a una falta de ingesta alimentaria, relacionada con trastornos orales, mala dentadura, alteraciones del tracto digestivo, presencia de diarreas crónicas o vómitos frecuentes. Descartar falta de recursos económicos o limitaciones funcionales, por ejemplo incapacidad de salir a comprar o preparar el alimento.

Talla: Realizar la medición, con un podómetro de adulto, la talla de la persona mayor va disminuyendo por cambios en la arquitectura ósea.

Estado Nutricional Índice de Masa Corporal (IMC) adaptado a la población adulta mayor chilena:

Desnutrido menos 23 IMC

Normal 23,1 a 27,9 IMC

Sobrepeso 28 a 31,9 IMC

Obeso 32 o más IMC

Es importante estudiar a la persona mayor que aparece como enflaquecida u obesa. En el caso de la persona enflaquecido si ha perdido más del 5% del peso corporal los últimos 6 meses sin hacer dieta ni ejercicio, puede hacer una sarcopenia (pérdida de masa magra o músculo) y afectar seriamente su funcionalidad. Las personas mayores no deben hacer dietas sin indicación médica, si las hacen se exponen a perdidas nutricionales importantes.

Circunferencia de Cintura: Factor de Riesgo Cardiovascular importante predictor de Accidente Cerebro Vascular, es un método simple para describir la distribución de tejido adiposo e intraabdominal. Se mide el perímetro inmediatamente sobre el borde superior de la cresta ilíaca (aproximadamente a la altura del ombligo). La medida se registra en centímetros.

Mujer: Riesgo mayor o igual a 88 centímetros

Hombre: Riesgo mayor o igual a 102 centímetros

Ejercicio: Se considera no sedentaria a la persona mayor que hace ejercicios con una frecuencia mayor de 3 veces por semana y más de 30 minutos cada vez.

Diagnóstico funcional: El indicador que mejor nos entrega una visión del estado de salud del adulto mayor es la funcionalidad, por ello es necesario medirla.

Las personas mayores se clasifican en autovalentes y dependientes, las primeras realizan las ABVD y las AIVD y las dependientes presentan dificultades para realizarlas.

En la persona mayor autovalente es necesario detectar si presenta un factor de riesgo que pueda poner en peligro su funcionalidad y en la persona mayor no autovalente mediremos su dependencia en leve, moderada o severa.

En Chile se creó la Evaluación Funcional del Adulto Mayor (EFAM), instrumento predictor de pérdida de funcionalidad, se aplica a las personas mayores autovalentes. EFAM permite detectar en forma integral los factores de riesgo de la persona mayor que vive en la comunidad y que es autovalente, clasifica a las personas mayores en autovalente y autovalentes en riesgo de dependencia.

Si la persona mayor es autovalente en riesgo de dependencia debe ser examinada por el médico/a para tratar en conjunto con el equipo de salud enfermero/a, kinesiólogo, nutricionista, odontólogo, los factores detectados para iniciar un programa que debe ser supervisado en forma continua por la enfermero/a para asegurar su eficacia.

La importancia de este examen es actuar anticipadamente para evitar la dependencia.

Si la persona mayor ya no es autovalente se aplicará Barthel o Índice de Katz, para medir su grado de funcionalidad, iniciar la rehabilitación y si es necesario apoyar a la cuidadora tanto capacitarla en los cuidados que debe otorgar a la persona mayor que cuida, como sicológicamente.

Función Cognitiva: Esta etapa de la vida no tiene por qué estar vinculada a una pérdida de la memoria y, lo que es más importante, no tiene por qué acarrear una pérdida de autonomía en actividades instrumentales de la vida diaria como saber comprar, manejar el teléfono, utilizar el dinero, manejar la medicación o, sin ir más lejos, orientarse en la calle o con el uso de los transportes públicos.

Para detectar si hay algún tipo de alteración de la memoria o algún tipo de problema en relación con las actividades descritas, en el control de salud se le aplicará el instrumento Mnimental.

Estado del ánimo: Para saber si usted presenta algún factor de riesgo de depresión se aplica la Escala de Depresión Geriátrica Yesavage.

Riego de Caída: Para detectar riesgo de caídas se aplican dos pruebas; estación unipodal (mide equilibrio estático) y Timed up and go (mide equilibrio dinámico).

Déficit de Visión y de Audición: Al menos una vez al año debe acudir al oftalmólogo para someterse a un control que incluya un examen de su agudeza visual y de la tensión ocular. Con ello se detectan los errores en la graduación de la vista, el glaucoma, las cataratas o la degeneración macular. Todas estas alteraciones disponen de tratamiento con el que se puede evitar la dependencia que puede producir una mala visión.

En cuanto al oído, si usted detecta cualquier pérdida de audición, visite al médico/a. Si éste le prescribe un audífono, no dude en ponérselo porque, aunque sea una persona mayor, se puede adaptar a él perfectamente.

Cualquier cambio aunque pequeño en la vista y la audición, puede afectar su estabilidad. Si, por ejemplo, su médico/a le prescribiera lentes nuevos, tómese el tiempo necesario para acostumbrarse a ellos y úselos cuando tenga que hacerlo, o si necesita un audífono, asegúrese de que le quede bien ajustado.

Cáncer: La edad no es nunca una contraindicación para tratar un cáncer. Sí lo es su extensión, por lo que es muy importante un diagnóstico precoz cuando todavía no está extendido.

Cáncer de mama: se recomienda una mamografía anual.

Cáncer del cuello uterino: Se recomienda una citología (Papanicolaou) anual.

Cáncer de próstata: Algunas asociaciones científicas recomiendan para el varón realizar una vez al año un tacto rectal junto con un análisis de sangre del antígeno específico de próstata.

Cáncer de piel: Algunas asociaciones científicas aconsejan la exploración anual de la piel de las personas mayores. Cualquier cambio que usted observe en su piel relacionada con el aumento del tamaño o del color de los lunares, ulceraciones o tumoraciones debe acudir inmediatamente al médico/a.

Vacuna de la gripe: Todas las personas mayores de 65 años deben vacunarse anualmente contra la gripe. La época del año apropiada es de marzo a abril.

Vacuna neumocócica: Todas las personas mayores de 65 años deben vacunarse al menos una vez en su vida de la vacuna neumocócica, que previene las infecciones pulmonares del neumococo, es decir de la neumonía. La vacuna se administra en cualquier época del año por vía intramuscular y, al igual que la vacuna de la gripe, no produce apenas efectos secundarios.

Conclusión

Este libro, que usted tiene en sus manos, ha sido escrito con la intensión de informar, capacitar y prevenir o retardar la dependencia, a las actuales personas mayores y a quienes van en proceso de llegar a serlo, a fin de valorar la vida, día a día, por medio del Autocuidado Integral, logrando así, conocer las características del Envejecimiento Saludable, proceso propio, de todo ser vivo, que en el caso de los seres humanos, conlleva aspectos tan propios, como son las habilidades cognitivas, lenguaje, memoria, y otras características propias de la especie. Logrando un proceso saludable, digno, participativo, tomando consciencia, respecto a lo que podemos prevenir, al saber la causa de comportamientos, emociones, funciones, síntomas, que nos permiten interactuar y adaptarnos al medio que nos rodea.

Espero que los temas que entrego a cada persona que envejece, le permitan adquirir un compromiso individual, con su autocuidado y ante manifestaciones que este libro, le indique que algo no está bien, se dirija de inmediato al centro de salud, solicite atención del equipo de profesionales, quienes le atenderán de acuerdo a lo que su organismo requiera.

Este libro además, está dirigido, a quienes aún no alcanzan la edad mayor, pero que ya manifiestan algunas características del envejecimiento y se preocupan por prevenir y tomar medidas, oportunamente, para vivir con mejor calidad, el proceso de los años siguientes. También como una guía, para las familias y cuidadores de personas mayores, que signifique un aporte para lograr una mejor comprensión, atención y acompañamiento, hacia ellos.

El Objetivo más relevante, es lograr que a través de adquirir normas de autocuidado, en cada acción de vuestra existencia, con autonomía, luego de haber dedicado la vida a trabajar, criar educar hijos, nietos, que ahora ya viven sus propios caminos, usted logre pensar en recrearse, compartir con los antiguas y nuevos amigos, leer, salir, contemplar una puesta de sol, bailar, contar sus respectivas historias, participar en lo que antes no pudo, por falta de tiempo, no hay edad para la felicidad, goce cada minuto como si fuera el último, páselo muy bien, todo depende de cómo usted logre cuidarse.

La autora

Glosario

ABVD (Actividades Básicas de la Vida Diaria). Son universales, están ligadas a la supervivencia y condición humana, a las necesidades básicas de cada individuo, están dirigidas a uno mismo. Se realizan cotidianamente y de forma automática. Se incluyen: Alimentación, Aseo, Baño, Control de esfínteres, Vestido, Movilidad personal, Sueño y descanso.

AIVD (Actividades Instrumentales de la Vida Diaria). Conllevan un mayor sesgo cultural, Están ligadas al entorno, Son un medio para obtener o realizar otra acción, Suponen una mayor complejidad cognitiva y motriz e implican la interacción con el medio más inmediato. Se incluyen: Utilizar distintos sistemas de comunicación (escribir, hablar por teléfono), Movilidad comunitaria (conducir, uso de medios de transporte), Mantenimiento de la propia salud, Manejo de dinero (compras) y cuidado del hogar (cocinar, hacer el aseo).

ACUFENOS (o tinnitus) Es percibir un sonido que no existe en el entorno, es descrito a menudo como un zumbido, un pitido, un ruido.

AUDIOMETRÍA Es un examen que tiene por objeto cifrar las alteraciones de la audición en relación con los estímulos acústicos, que se anotan en un gráfico denominado audiograma.

AUTONOMÍA Capacidad de una persona de tomar decisiones sin intervención ajena.

BACTEREMIA Es la presencia de bacterias en la sangre, la sangre es normalmente un medio estéril, por lo tanto la detección de bacterias es indicativa de infección.

DEGLUTIR Tragar los alimentos o bebidas haciéndolas pasar al estómago.

DESLUMBRAMIENTO **Y** **ENCANDILAMIENTO** Fácil con la luz solar, luces de vehículos o sobre las paredes blancas.

DISFAGIA Es el término técnico para describir el síntoma consistente en dificultad para la deglución (problemas para tragar). Esta dificultad suele ir acompañada de dolores, a veces lancinantes (disfagia dolorosa).

DISNEA Es una dificultad respiratoria, que se suele traducir en falta de aire. Deriva en una sensación subjetiva de malestar que frecuentemente se origina en una respiración deficiente, englobando sensaciones cualitativas distintas variables en intensidad.

ELEAM Establecimiento de cuidados de largo plazo para adultos mayores.

ENTROPIÓN Es la inversión de un borde de un párpado, lo cual provoca que las pestañas se rocen contra el ojo. Generalmente se observa en el párpado inferior.

ESPERANZA DE VIDA AL NACER Indica la cantidad de años que viviría un recién nacido si los patrones de mortalidad vigentes al momento de su nacimiento no cambian a lo largo de la vida del niño.

EVIDENCIA CIENTÍFICA Es un sistema jerarquizado, basado en las pruebas o estudios de investigación, que ayuda a los profesionales de la salud a valorar la fortaleza o solidez de la evidencia asociada a los resultados obtenidos de una estrategia terapéutica.

FUNCIONALIDAD Es la capacidad de cumplir acciones requeridas en el diario vivir, para mantener el cuerpo y subsistir independientemente, cuando el cuerpo y la mente son capaces de llevar a cabo las actividades de la vida cotidiana.

GINGIVITIS Es una forma de enfermedad periodontal, que es la inflamación e infección que destruyen los tejidos de soporte de los dientes.
GNOSIA Significa conocimiento, sabiduría.

HEPATOCITOS Son las células que forman la mayor parte del hígado y son las principales responsables de su función.

HIPERSOMNIA La hipersomnia (también llamada somnolencia, adormecimiento diurno excesivo o somnolencia prolongada) es una afección en la que puede sentir mucho sueño durante el día o puede desear dormir más tiempo a la noche.

HUMOR VÍTREO Es un líquido que llena la parte posterior del ojo. Esta gruesa y gelatinosa sustancia ayuda al ojo a mantener la forma y también ayuda a proteger las estructuras dentro del ojo.

MÁCULA LUTEA Es una mancha amarilla localizada en la retina especializada en la visión fina de los detalles, nos sirve entre otras cosas para poder leer y distinguir las caras de las personas.

MACULOPATÍA Es una lesión o descomposición de la mácula lútea puede dificultar o imposibilitar la lectura o el trabajo.

MELANINA Es una sustancia natural, producida por células cutáneas llamadas melanocitos, que le da color (pigmento) al cabello, la piel y al iris del ojo. La melanina también ayuda a proteger la piel del sol.

METABOLISMO Es el proceso que usa el organismo para obtener o producir energía por medio de los alimentos que ingiere.

MILILITRO (mL) Unidad métrica de volumen equivalente a la milésima de un litro.

MOTILIDAD Capacidad de movimiento se refiere especialmente a los movimientos espontáneos y con algún grado de automatismo que se realizan con coordinación. A diferencia de la motricidad, la motilidad no requiere una actividad psíquica voluntaria.

MOTILIDAD GÁSTRICA Movimientos peristálticos espontáneos que realiza el estómago para facilitar la digestión y hacer avanzar la comida hacia el duodeno.

NICTURIA Orinar más durante la noche, normalmente la cantidad de orina que su cuerpo produce disminuye durante la noche. Esto le permite a la mayoría de la gente dormir de 6 a 8 horas sin tener que orinar. Algunas personas se despierten más a menudo para orinar durante la noche. Esto puede interrumpir los ciclos del sueño.

ONDAS ALFA Representa un estado de escasa actividad cerebral y relajación.

ONDAS BETA Se producen cuando el cerebro está despierto e implicado en actividades mentales.

OTOTOXICIDAD Es el efecto nocivo, reversible o irreversible, producido sobre el oído por diversas sustancias denominadas otológicos y que afectarán a la audición o al equilibrio.

PERIODONTO El periodonto es la parte vital del diente. Se denomina periodonto a los tejidos que rodean y soportan los dientes. El periodonto está conformado por: Encía, cemento dentario, ligamento periodontal y hueso alveolar.

PERIODONTITIS Es una inflamación e infección de los ligamentos y huesos que sirven de soporte a los dientes.

PRAXIS Es la practica en oposición a la teoría.

PRESBICIA La presbicia es la disminución de la capacidad de ver nítido de cerca y se corrige con lentes.

PRESBIACUCIA Es la pérdida lenta de la audición que se presenta a medida que las personas envejecen.

PROPIOCEPCIÓN Es el sentido que informa al organismo de la posición de los músculos, es la capacidad de sentir la posición relativa de partes corporales contiguas. La propiocepción regula la dirección y rango de movimiento, permite reacciones y respuestas automáticas interviene en el desarrollo del esquema corporal y en la relación de éste con el espacio, sustentando la acción motora planificada. Otras funciones en las que actúa con más autonomía son el control del equilibrio, la coordinación de ambos lados del cuerpo, el mantenimiento del nivel de alerta del sistema nervioso y la influencia en el desarrollo emocional y del comportamiento.

PROSTATISMO Conjunto de alteraciones causadas por la hipertrofia de la glándula de la próstata; las más habituales son dificultad para orinar, retención de orina, etcétera.

QUERATINA Es una proteína que se encuentra en el cabello, la piel y las uñas.

RITMO CIRCADIANO Es el ciclo diario de vigilia-sueño permite organizar nuestra conducta en el tiempo y sincronizar internamente la regulación de muchos procesos biológicos como pueden ser el ritmo de la temperatura corporal, el ritmo del Cortisol, el ritmo de la excreción de la hormona de crecimiento, otros.

SÍNDROME APNÉICO Con la apnea obstructiva del sueño, la respiración se detiene mientras usted está dormido porque las vías respiratorias se han estrechado o bloqueado parcialmente.

SUEÑO REM Y NO REM Ciclos del sueño, el cuerpo alterna entre dos ciclos de sueño principales: El REM y el NO REM. Habitualmente, cuando una persona se duerme entrará en el sueño NREM, que puede desglosarse en 4 etapas que duran unos 90 minutos. Le sigue el sueño REM, y puede durar entre 10 minutos y una hora. Durante la noche el cuerpo pasará del sueño NO REM al REM, pero le dedicará más tiempo al NREM. Se cree que durante el sueño REM, el cuerpo rejuvenece y descansa. Durante el sueño NREM, el cuerpo se está sanando, regenerando tejido y construyendo hueso y músculo. Cuando una persona no tiene suficiente sueño REM se siente confundida, deprimida o irritable. Una persona que no obtiene suficiente sueño NREM se sentirá cansada, apática y puede presentar una respuesta inmune más baja.

TERMOREGULACIÓN Es la propiedad que tiene el organismo de mantener la temperatura corporal dentro de los límites fisiológicos (36-37° C.).

ÚLCERA POR PRESIÓN Se forman cuando las células de la piel mueren, debido a que el tejido blando de la zona es sometido a una presión continuada, al roce o a la fricción por deslizamiento.

VICIO DE REFRACCIÓN Un vicio de refracción es la consecuencia de una relación inarmónica entre los elementos ópticos (córnea y cristalino) y el largo axial del ojo (diámetro anteroposterior), o una falta de acomodación. Se denomina ametropía a los vicios de refracción que pueden corregirse con lentes correctores y corresponden a hipermetropía, miopía y astigmatismo.

Referencias Bibliográficas

Abrams, W y Robert Berkow (1992) "El Manual Merk de Geriatría" Ediciones Doyma, España.

Alba Salgado, Francisco Guillen, Isidoro Ruiperez (2002) "Manual de Geriatría" MASSDON, Barcelona.

Ministerio de Salud/Instituto Nacional de Geriatría (2003). Evaluación funcional de adulto mayor. Proyecto FONDEF N°D9712036, Santiago de Chile.

Mc Dowell, Ian, Nwell Claire (1996) Meassuring Health, Oxford, Oxford University PRESS.

Ministerio de Salud (2002). Orientaciones de la atención integral en salud del Adulto Mayor. Chile.

Ministerio de Salud (2008) Aplicación del Examen de Medicina Preventiva del Adulto Mayor Septiembre.

Revista Cubana de Estomatología versión On-line v.44 n.4 Ciudad de La Habana oct.-dic. 2007"Cambios bucales en el adulto mayor" Dr. Rolando Sáez Carriera Dra. Maribel Carmona; Dra. Zuilen Jiménez Quintana Dra. Xiomara Alfaro.

Cabargas J M., Misrachi C L. (2005) "Salud Oral en el Adulto Mayor" Universidad de Chile, Facultad de Odontología.

Ministerio de Salud. (2010) Guía Clínica Tratamiento Quirúrgico de Cataratas Congénitas y Adquiridas.

Guía Clínica para Atención Primaria a las Personas Adultas Mayores: Las alteraciones del equilibrio en el adulto mayor Dr. Hamlet Suarez. M.D. Ph.D. Dra. Mariana Arocena Director del Laboratorio de Otoneurologia - Hospital Británico - Uruguay. Profesor Facultad de Medicina Uruguay.

Ministerio de Sanidad, Servicios Sociales e Igualdad. Indicadores de Salud 2013. Evolución de los indicadores del estado de salud en España y su magnitud en el contexto de la Unión Europea. Madrid: Ministerio de Sanidad, Servicios Sociales e Igualdad, 2014.

Envejecimiento activo: un marco político. Contribución de la Organización Mundial de la Salud a la Segunda Asamblea de las Naciones Unidas sobre el Envejecimiento, Madrid, España. Abril de 2002.

Libro blanco del envejecimiento activo. Instituto de Mayores y Servicios Sociales (IMSERSO). Secretaría General de Política Social y Consumo. Ministerio de Sanidad, Política Social e Igualdad, 2011.

Alfonso Silguero S A, et al. Enfermedad crónica, mortalidad, discapacidad y pérdida de movilidad en ancianos españoles: estudio FRADEA. RevEspGeriatrGerontol. 2014.

Martín-Lesende I, López-Torres JD, de-Hoyos MC, Baena JM, Gorroñogoitia A, Herreros Y. Detección e intervenciones en la persona mayor frágil en Atención Primaria. 2014.

Romero Rizoa L, Abizanda Soler P. Fragilidad como predictor de episodios adversos en estudios epidemiológicos: revisión de la literatura. RevEspGeriatrGerontol. 2013.

Castell MV, et al. Prevalencia de fragilidad en una población Urbana de mayores de 65 años y su relación con comorbilidad y discapacidad. Atención Primaria, RevEspGeriatrGerontol. 2010.

Abizanda P, Gómez-Pavón J, Martín-Lesende I, Baztán JJ. Detección y prevención de la fragilidad: una nueva perspectiva de prevención de la dependencia en las personas mayores. RevEspGeriatrGerontol 2010.

Woods NF, LaCroix AZ, Gray SL, et al. Frailty: emergence and consequences in women aged 65 and older in the Women's Health Initiative Observational Study. J Am Geriatr Soc. 2005.

Resolución del Parlamento Europeo, de 6 de febrero de 2013, sobre la cooperación de innovación europea sobre el envejecimiento activo y saludable, 2012.

Strategic Implementation Plan for the European Innovation Partnership on Active and Healthy Ageing. Brussels, European Commission, 2011.

Resolución de 23 de abril de 2013, de la Secretaría de Estado de Servicios Sociales e Igualdad, por la que se publica el Acuerdo del Consejo Territorial de Servicios Sociales y del Sistema para la Autonomía y Atención a la Dependencia sobre criterios, recomendaciones y condiciones mínimas para la elaboración de los planes de prevención de las situaciones de dependencia y promoción de la autonomía personal.

Barnett K, et al. Epidemiology of multimorbidity and implications for healthcare, research and medical education: a cross-sectional study. Lancet 2012.

Las personas mayores en España 2010. Instituto de Mayores y Servicios Sociales (IMSERSO). Secretaría General de Política Social y Consumo. Ministerio de Sanidad, Política Social e Igualdad, 2013.

Prevención de la dependencia en personas mayores. 1ª Conferencia de prevención y promoción de la salud. Ministerio de Sanidad y Consumo, 2007.

Gómez M., Hernández J., Martín EM. La atención a la dependencia: estimaciones del gasto presupuestario y de sus efectos macroeconómicos. Presupuesto y Gasto Público 2012.

Romero R. El Instrumento de Fragilidad para Atención Primaria de la Encuesta de Salud, Envejecimiento y Jubilación en Europa (SHARE-FI): resultados de la muestra española. Rev EspGeriatrGerontol. 2011.

McClure R, Turner C, Peel N, Spinks A, Eakin E, Hughes K. Intervenciones basadas en la población para la prevención de lesiones relacionadas con caídas en personas ancianas. Biblioteca Cochrane Plus, 2008.

Pujiula Blanch, et al. Resultados finales de un estudio de intervención multifactorial y comunitario para la prevención de caídas en ancianos. Atención primaria, (Revisión Cochrane) 2010.

Vries NM, et al. Effects of physical exercise therapy on mobility, physical functioning, physical activity and quality of life in community-dwelling older adults with impaired mobility, physical disability and/or multi-morbidity: a meta-analysis. Ageing Res Rev. 2011.

Clegg A, Young S, et al. Frailty in older people. Lancet. 2013.

Casas Herrero, A., Izquierdo, M. Ejercicio físico como intervención eficaz en el anciano frágil. Anales del Sistema Sanitario de Navarra, 2012.

Estrategia de prevención, detección y actuación ante el riesgo de caídas en el sistema Sanitario Público de Andalucía. Comité Operativo para la Seguridad del Paciente. Consejería de Salud. Diciembre 2009.

McClure R, Turner C, Peel N, Spinks A, Eakin E, Hughes K. Intervenciones basadas en la población para la prevención de lesiones relacionadas con caídas en personas ancianas (Revisión Cochrane). 2008.

Candela Marroquín, Elena; Mateos Iglesias, N.; Palomo Cobos, Luis. Adecuación de la prescripción farmacéutica en personas de 65 años o más en centros de salud docentes de Cáceres. Revista Española de Salud Pública, 2012.

García-Baztán, Agurne, et al. Prescripción de benzodiacepinas en el anciano en diferentes niveles asistenciales: características y factores relacionados. Revista Española de Geriatría y Gerontología, 2014.

Delgado Silveira, Eva, et al. Prescripción inapropiada de medicamentos en los pacientes mayores: los criterios STOPP/START. Revista Española de Geriatría y Gerontología, 2009.

Centro Andaluz de Documentación e Información de Medicamentos. Escuela Andaluza de Salud Pública. Detección de medicación inapropiada en personas mayores: criterios Stopp. Boletín terapéutico Andaluz, 2012.

Rodríguez Navarro, V. Eficacia de un programa de intervención multifactorial para la prevención de caídas en los ancianos de la comunidad, 2012.

Guía Regional para la Promoción de la Actividad Física PROMOVER UN ESTILO DE VIDA PARA MAYORES, OPS 2002 Martha Peláez, Ph.D., Asesora Regional, Envejecimiento y Salud, BeverleyBarnett, M.D., Consejera en Enfermedades Crónicas y Promoción de Salud, CPC/OPS, Barbados Marla Bush, Coordinadora Internacional, Dirección de Asuntos de Envejecimiento, EE.UU. WojtekChodzko-Zajko, Ph.D., Profesor, Departamento de Kinesiología, Universidad de Illinois en Urbana-Champaign Diana Dampier, Directora Ejecutiva, Coalición de Vida Activa para las Personas Adultas Mayores, Canadá Denise Eldemire, M.D., Directora, OPS/OMS Centro Colaborador en Envejecimiento y Salud, University of the West Indies, Kingston, Jamaica Andrea Gerger, Consultura en Nutrición y Actividad Física, OPS/OMS Margaret Giannini, M.D., Subsecretaria Adjunta para Asuntos de Envejecimiento, Administración sobre el Envejecimiento, EE.UU. Sofía Hernández, M.D., Profesora, Programa de Posgrado en Medicina de la Actividad Física y Deportiva, Universidad Nacional Autónoma de México y Asociación Mexicana de Actividad Física y Deportes para Adultos y Ancianos, A. C., México Irene Hoskins, Programa de Envejecimiento y Curso de Vida, Promoción de la Salud y Enfermedades No Transmisibles, Organización Mundial de la Salud, Ginebra, Suiza, Enrique Jacoby, M.D., Asesor Regional, Nutrición y Actividad Física, OPS/OMS Alex Kalache, M.D., Programa de Envejecimiento y Curso de Vida, Promoción de la Salud y Enfermedades No Transmisibles, Organización Mundial de la Salud, Ginebra, Suiza Andrea Neiman, Oficina de Nutrición y Actividad Física, Centros para el Control de Enfermedades, EE.UU. Marta Welsh, Jefa, Oficina de Actividades Internacionales, Instituto Nacional sobre el Envejecimiento, EE.UU. Jeannine Mjoseth, Asuntos Públicos, Instituto Nacional sobre el Envejecimiento, EE.UU. Romeo Ordóñez, M.D., Director, Programa de Adultos Mayores, Ministerio de Cultura y Deporte, Guatemala Jorge Alexandre Silvestre, M.D., Asesor de Políticas de

Salud, Ministerio de Salud, Brasil Elena Subirats, Coordinadora, Actividades del Día Mundial de la Salud, Organización Mundial de la Salud, Ginebra, Suiza, Alicia Villalobos, Directora, Programa de Adultos Mayores, Ministerio de Salud, Santiago, Chile.

Mirabal Florín N. Fundamentos generales de la Educación Física. En Mirabal Florín N, Menéndez Gutiérrez S, Núñez González A. Teoría y metodología de la Educación Física para la EPEF. La Habana: Editorial Deportes; 2011.

¡Bienvenido a Ejercicio y Actividad Física: Su guía diaria del Instituto Nacional Sobre el Envejecimiento! El Instituto Nacional Sobre el Envejecimiento (NIA, por sus siglas en inglés) forma parte de los Institutos Nacionales de la Salud, y el objetivo de nuestros estudios de investigación es mejorar la salud y el bienestar de los adultos mayores. Septiembre 2010.

Guía Clínica de Cuidados del Adulto Mayor en Atención Primaria, OPS 2004.

Estrada V., Villalobos A Guía Clínica Ejercicios del Adulto Mayor Ministerio de Salud Chile 2008.

López R, Villalobos A. Manual de Prevención de Caídas del Adulto Mayor 2010 MINSAL.

Biografía de la autora

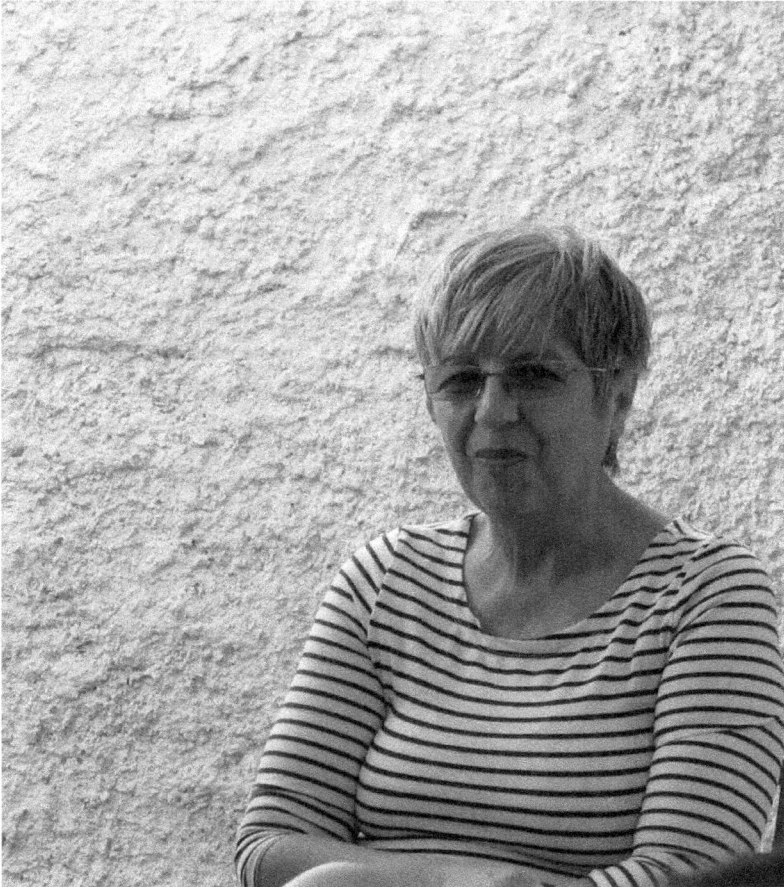

ALICIA VILLALOBOS COURTIN, chilena, Enfermera Universitaria, egresada de la Escuela de Enfermería de la Universidad de Chile, donde actualmente es docente.

Ha dedicado gran parte de su ejercicio profesional, a profundizar en el tema de Envejecimiento y Autocuidado de las persona mayores, formándose, trabajando y asesorado en países como Perú, Argentina, Ecuador, Venezuela, Francia, Canadá y Japón, realizando capacitaciones, relatorías, participando en congresos, sobre el tema, en diversos países de América y Europa.

Trabajó en el Ministerio de Salud, donde creó el Programa para el Adulto Mayor en el año 1998 - 2010.

En su constante inquietud por el tema, ha realizado docencia a profesionales en Post- Grado, acerca del tema, dando especial énfasis, al desarrollo de estrategias para mantener o mejorar la funcionalidad de las personas mayores.

Ha publicado libros y artículos dedicados a las personas mayores referido al buen uso de la alimentación, autocuidados, enfermería, formación de cuidadoras, prevención de caídas, programas de ejercicios, entre otros.

Alicia, es además una persona que envejece con calidad y da cuenta de su coherencia, respecto al tema, al tener a su madre de 93 años, independiente y autónoma.

Su alto compromiso social y con la salud, con enfoque de envejecimiento saludable le ha motivado a presentar este libro.

www.ingramcontent.com/pod-product-compliance
Lightning Source LLC
Chambersburg PA
CBHW070519200326
41519CB00013B/2848

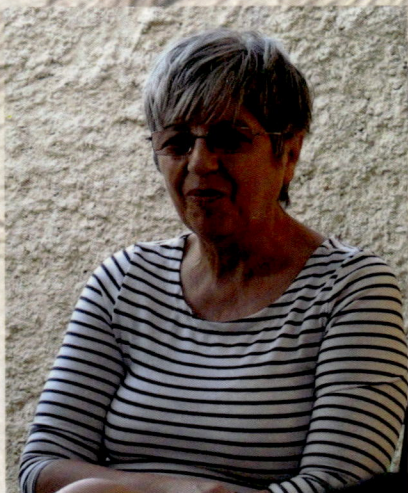

ALICIA VILLALOBOS COURTIN, chilena, Enfermera Universitaria, egresada de la Escuela de Enfermería de la Universidad de Chile, donde actualmente es docente, Especialista en Geriatría y Gerontología, formación realizada en Francia, Chile, Japón y Canadá.

Posee habilidades de liderazgo, capacidad para la formación y conducción de equipos de trabajo a nivel nacional e internacional en el ámbito de la enfermería y cuidados del adulto mayor. Responsable del macro y microdiseño de programas de capacitación para equipos multidisciplinarios que trabajan con adultos mayores en el sistema de salud pública chilena, para la Organización Mundial de la Salud —OMS— y Organización Panamericana de la Salud —OPS—. Asesorías en la formulación de las políticas dirigidas a la población adulta mayor en Perú, Venezuela, Argentina, Ecuador.

Actualmente vivimos más, la esperanza de vida de las chilenas es de 82 años, esto significa que una niña al nacer tiene la posibilidad de vivir ochenta y dos años o más. Este libro nace de esta realidad, como enfermera especialista en gerontología y geriatría veo la necesidad de socializar y expandir los conocimientos sobre el envejecimiento a lo largo del ciclo vital en primer lugar en las personas y muy especialmente en los equipos de salud.

El concepto central que desarrollo es la funcionalidad, es un nuevo paradigma de la salud del adulto mayor, es el mejor indicador de salud y bienestar porque en la medida que la persona mayor mantenga el desempeño de las Actividades Básicas e Instrumentales de la vida diaria mantendrá su independencia y autonomía y su vejez será más plena.

En este libro se desarrollan los fundamentos del envejecimiento por sistemas y las recomendaciones de autocuidado.

La evidencia científica demuestra que la actividad física es clave en el mantenimiento de las funciones, así mismo la nutrición, la participación social y el control periódico de la salud de la personas mayores, estos conceptos son centrales en este texto.

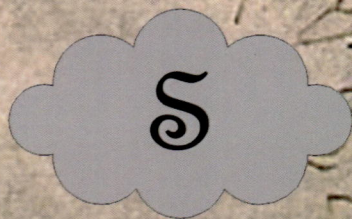

ISBN 9789569544316

90000 >

9 789569 544316